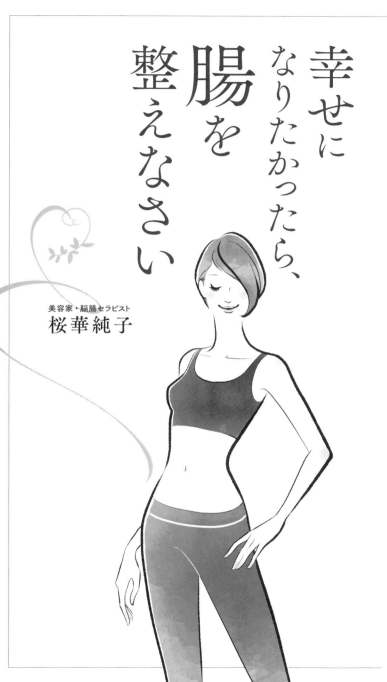

幸せになりたかったら、腸を整えなさい

美容家・脳腸セラピスト
桜華純子

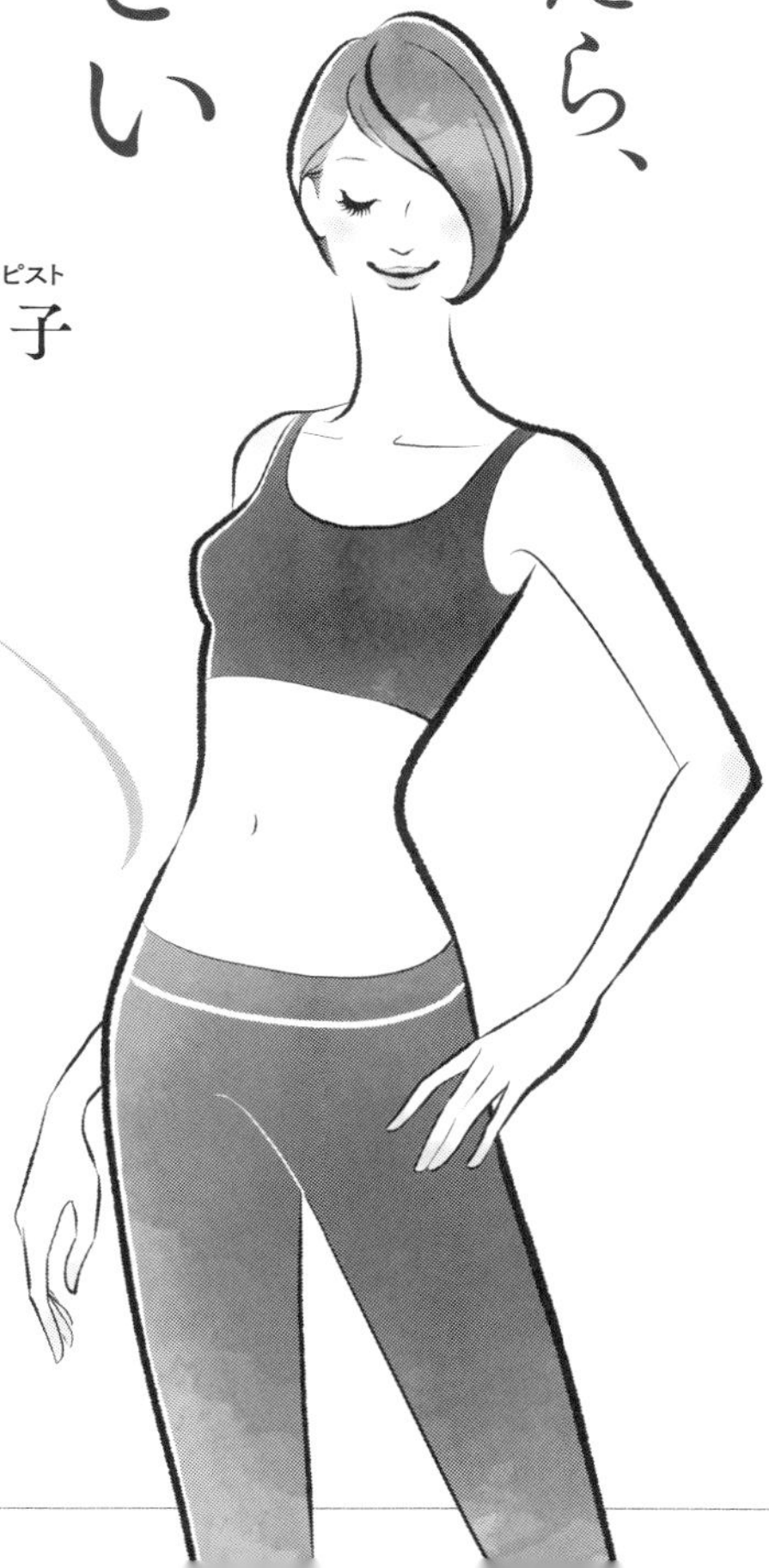

リテル

はじめに

みなさま、はじめまして。桜華純子《おうかじゅんこ》です。

本書を手にしていただき、ありがとうございます。

私は現在、女性の美と癒やしと健康をサポートする「サロン・ド・エンジェル・エンジェル」のオーナーセラピストをしています。30歳で美容の仕事をはじめ、15年間で1万人以上の女性と接してきました。フェイシャルやボディトリートメントのほか、カウンセラーとして恋愛や人間関係などの悩み解消のお手伝いもしています。日々、心と体に向き合うなかで心身の健康を得られることが、自分らしくキラキラと輝いた人生を送ることにつながると実感しております。

この本では、乱れた腸や疲れた脳を整え、気持ちを上向きにする方法をご紹介します。その前に少し自己紹介におつき合いください。

私は10代のときに歌手活動をしていました。中学生のときにオーディションを受け、秋田から上京。河田純子の名前でシングル9枚、アルバム3枚をリリースし、写真集も出させていただきました。みなさまのなかにも、もしかしたら当時の私をご存じの方がいらっしゃるかもしれませんね。

当時の私は体重の変化が激しく、今より10キロ太っていることもありました。夢を売る仕事をしているのにこれではいけないと、常に痩せることを考えていました。ラップを全身に巻いてひたすら縄跳びをしてみたり、食べなければ痩せられると思い2〜3日断食をしたり過激な減量ばかりしていました。結果が出てもそれは一時的なこと。ストレスで暴食に走り、すぐにリバウンド。10〜20代は万年ダイエッターでした。

20歳のときに芸能界を引退。その後は一般企業に就職し、主に事務職として働いていました。会社員生活を満喫しながらも、子どものころから興味を持っていた心理学について学びはじめました。実は、幼少のころから心理カウンセラーになる夢も抱いていたのです。

30歳になったら本当にやりたいことをやろうと、20代はその準備期間として過ごしてきました。ときには挫折を味わうこともありましたが、「今より下はない。あるのは上だけ」と自分を信じ、奮い立たせ乗り越えてきました。座学だけではなく、身をもってポジティブ心理学を実践できたことは大きな財産となりました。そして、30歳を前に会社員を辞めたのですが、心理カウンセラーの仕事をはじめる準備を進めるなかで、人の心と体を総合的に癒やすとはどういうことだろうかと考えたとき、マッサージが浮かんだのです。まずは、どのような学校があるかを調べるためにさまざまなマッサージスクールの資料を取り寄せました。そのなかにあったリフレクソロジーの体験入学に参加し、ビビッときてしまったのです。ボディワークを仕事としてできるのか不安でしたが、初めて練習相手の足を包み込んで、肌と肌の触れ合いを感じた瞬間に「あー、なんて幸せなんだ!」「これを仕事にしたい」と感動したことを今でも鮮明に覚えています。

そこから本格的にリフレクソロジーとインドの伝承医学であるアーユルヴ

ェーダについて学びはじめましたが、そのなかで女性が幸せになるには美が欠かせないことに気づきました。健康と心のつながりは理解していましたが、美と心は別世界だと思っていたのです。「もっと美容の世界を知りたい」と思い、エステティックサロンやクリニックで働きながら経験を積みました。なかでも私の心が動いたのは漢方精油との出会いです。一人でも多くの方に漢方精油の圧倒的な効果を伝えたいと、2カ月後にはサロンをオープン。それが「サロン・ド・エンジェル・エンジェル」です。

少し自己紹介が長くなってしまいましたね。さて、ここからが本題です。サロンをはじめてから、経営者、会社員、主婦、モデル、アスリートなど多様な方たちの心と体の悩みをケアしてきました。「美肌になりたい」「痩せたい」と目的はそれぞれ違いますが、「頭や背中がかたい」「お腹がはっている」「手足が冷たい」「呼吸が浅い」「肌がくすんでいる」と、どこか体に不調を抱えていることがわかってきました。さらに突きつめてお話を聞くと、

「ぐっすり眠れない」「疲れやすい」「集中力がない」「とにかく忙しい」という声。お客さまの悩みをひも解いていくと、その根っこ（原因）は同じだということに気づいたのです。それが自律神経と腸の乱れです。どうしたら改善できるだろうかと、これまで学んできた心理学、アーユルヴェーダ、経絡トリートメントなどの知識を駆使し、試行錯誤を重ねて生まれたのが「脳腸セラピー」です。

脳腸セラピーと聞いて「腸をもむだけでしょ」と、思われている方もいるかもしれません。もちろんサロンでは腸をしっかりともむのですが、それは60分の施術のなかで後半15分ほど。それまでは全身をゆるめて気や血のめぐりをよくすることがメインです。直接、腸をもまなくても背中や足、頭の緊張をほぐすことで自律神経のバランスが整い、腸の動きがよくなっていくのです。足をもんでいる段階からお腹がコポコポと動くのがわかるという方もいらっしゃいます。施術を受けられた方からは、肌荒れをしにくくなった、むくみや冷えが気にならなくなった、平熱が上がった、するすると痩せていった、心が穏やかになったとうれしい報告が届きます。

心と健康、美はつながっているというお話をしました。腸が乱れていると、便秘やお腹のはりだけでなく、肌荒れやむくみ、不眠といった不調が全身にあらわれます。体の不調がストレスになり気持ちも沈んで悪循環に陥《おちい》ります。腸が整えばきちんと栄養が吸収され、いらないものがスムーズに排出されてきれいな血液が全身をめぐり、健康を保つことができます。元気に過ごせることは、かけがえのない幸せです。不調の根っこをつんで体のコンディションが整えば、気持ちが上向きになり心の充実につながるのです。

「世界中の人が幸せに生きる世の中」

これもまた子どものころから描いていた夢のひとつです。幸せにもいろいろなかたちがありますが、私が考える幸せは「自分らしく人生を謳歌すること」。争うことがなく、他人と比べず、自分らしく輝くこと。そのためには健《すこ》やかな心と体が欠かせません。幸せはまわりに伝わっていくもの。まずは私自身が心身ともに健康でハッピーでいることを心がけています。今年、46歳になるのですが、久しぶりにお会いした方からは「変わらずお肌がきれいですね」と言っていただくこともあります。ストイックに体を鍛えているということはありませんが、体型を維持し体力の衰えも感じずに元気で過ごせているのも「脳腸セラピー」のおかげだと実感しております。

そこで一人でも多くの方に自分らしく輝いて欲しいという願いから、家でもできる「脳腸セラピー」の方法をまとめました。それはお客さまにアドバイスしている食生活や思考や感情のコントロール法、そして私が日常生活で取り入れているちょっとした習慣です。

人生100年時代。何かをはじめることに遅いことはありません。腸活もしかり。これまでのセラピスト人生で、50代でも60代でも心身ともに美しくなり幸せを手にしていった方をたくさん見てきました。この本を手にしたということは、きっと「今より幸せな自分」を望んでいるからではないでしょうか。そう望まれた今がまさに変わるチャンスです。新しい扉を開けるようにワクワクした気持ちで、ページをめくっていただけたらうれしいです。

「体が変われば、心が変わる」をぜひ実感してください。

もくじ

2章　腸からのメッセージを見逃さない

5章　健やかな腸の土台をつくり善玉菌を育てる食ルール

6章　筋力アップ、血流改善で腸を活性化

※「脳腸セラピー®」はエーワールド株式会社の登録商標です。
※効果には個人差があります。
※体調に不安がある方、持病がある方は専門医にご相談のうえお試しください。

1章

なぜ腸を整えると幸せになれるのか

消化・吸収だけじゃない
腸は幸せホルモン製造所

近年、腸への注目度が高まっていますが、「腸を整えれば幸せになれますよ」と言われても、ピンとこないかもしれません。私は**「腸を制する者は人生を制する」**と考えています。人生において腸がいかに大切な臓器なのかは、その役割を知ることから見えてきます。

必要な栄養素を吸収し、不要なものを排泄する器官

まずはじめに頭に浮かぶのが消化器官としての働きです。腸は大きく分け

て小腸と大腸に分かれています。口から入った食べ物は、胃でドロドロの状態にしてから小腸へ運ばれます。小腸でさらに分解し、アミノ酸やブドウ糖など必要な栄養素を吸収。その残りが大腸へと送られ、水分やミネラルが少しずつ吸収されて不必要なものが便として排出されます。

この一連の働きが正常に行われることで、健康な状態が保たれています。しかし、腸に不具合が生じると必要な栄養素が取り込めなくなります。さらに、便が大腸に長時間とどまると、有害物質が血液にのって全身をめぐるためあちこちに不調があらわれるのです。「楽しみにしていた旅行なのに、お腹がはって苦しい」といったモヤモヤを抱えることにもなります。

腸を整え、消化・吸収、排泄がスムーズに行われるだけで、イキイキと過ごすことができます。これだけでも、人生がプラスになると思いませんか。

腸は危険を察知して外敵から体を守る戦士

私たちは日々、食べ物を口から入れ栄養を吸収していますが、はたして、その口に入れたものすべてが安全でしょうか？　気づかないうちに病原菌やウイルスなど有害なものが混ざっていることもあります。そんなときに「危険なものが入ってきたぞ〜」と察知して防御するのが「免疫細胞」。全身にある免疫細胞の約70％が腸に集中していて、異物の侵入や増殖を防ぐために闘ってくれています。**腸を整えて免疫力を高めましょうと言われるのは、最大の免疫器官だからなのです。**

腸が乱れて免疫力が低下すると、風邪や感染症などの病気にかかるリスクが高まります。「資格試験の日にインフルエンザでダウンしてしまった」と、せっかくの頑張りが報われないことにもなりかねません。病気を未然に防ぐためにも腸を整えておく必要があります。私自身、腸の状態を良好に保つようになってからは、健康を維持し充実した毎日を送っています。

幸福感を誘う「セロトニン」の9割は腸に存在する

腸には健康を維持するための役割のほかに、心を穏やかに保つ神経伝達物質「セロトニン」をつくる働きもあります。**セロトニンはやる気や前向きな気持ち、幸福感、安らぎをもたらしてくれる**ものです。その作用から「幸せホルモン」とも呼ばれています。脳内ホルモンのひとつですが、約90%は小腸に存在し、脳にはわずか約2%というのは驚きですよね。

セロトニンが不足すると心が不安定になり、イライラや気分の落ち込みにつながります。腸のぜん動運動を促す働きもあるので、セロトニンの量が減ると腸のコンディションが悪くなり負のスパイラルに陥《おちい》ります。

情緒が安定し、何事にも意欲的に取り組めることは自分自身が輝けるだけでなく、まわりにもプラスの波動が伝わり、幸せの連鎖が起こります。

〝自分らしく輝く人生〟には、この幸せをもたらすセロトニンが欠かせないのです。 腸を整え、安定した供給を目指したいものです。

コミュニケーション上手な腸 脳とは強い絆で結ばれています

脳と腸の情報交換が健康を左右する

腸は消化、免疫、内分泌機能が備わっていて常に忙しく働いています。体のあらゆる機能をコントロールする司令塔は脳ですが、**腸は自ら判断を下して働いている**ことが最近の研究でわかってきました。腸にはたくさんの情報を伝達する神経細胞が張りめぐらされ、その数は脳に次ぐ多さです。**「腸は第二の脳」**と言われるのも納得です。

とはいえ、腸が単体で働いているわけではありません。**脳と腸はネットワークを通じて情報交換を頻繁に行っていて、**いいことも悪いことも筒抜けです。それを**「脳腸相関」**と呼んでいます。

緊張や心配事があり脳にストレスがかかると、ネットワークを通じて腸へ伝わり便秘などの不調を引き起こします。また、暴飲暴食、冷えによって腸の動きが悪くなれば、脳へ知らせが届いて気分の落ち込みやストレスの増幅につながり悪循環になってしまいます。「セロトニン」の分泌も低下し、幸せから遠ざかっていきます。

脳と腸は切っても切り離せない関係にあり、心と体の健康に直結します。私のサロンで行っている**「脳腸セラピー」**は、この「脳腸相関」を生かして健康で美しい心身へと導いていく全身のトリートメントとして誕生しました。

腸はあらゆる臓器と連携し体を守る

脳の命令に従うだけでなく、自分の意思で行動できる腸は、心臓や肝臓など他の臓器とも常にコミュニケーションをとっています。

小腸で吸収された栄養素は肝臓に一時的に貯蔵され、そこから全身へと送られていきます。ストレスなどで胃の働きが悪くなると、腸へのバトンタッチがスムーズに行われず、腸に悪影響を及ぼします。腸の不調は心臓へも伝えられ、心拍数や血流にも変化を与えます。肺とも連携し、深い呼吸ができることで腸のぜん動運動をサポートしてくれます。腸を介してそれぞれが協力し合い、健康維持に努めているのです。

心身の健康を司る腸のコンディションを左右するのが「腸内細菌」。その数なんと約１００兆個！　種類や働きについては2章で詳しくお話しします。

お客さまの施術中に「あっ、このお客さまの土台が整ったな」と感じる瞬間があります。腸が正常に機能すると、脳へのストレスも減って心と体が軽くなります。そこから、人生が輝き出すのです。**「腸を整えるとどんどん幸せになっていく」**ということが、伝わってきたのではないでしょうか。

まとめ

- 腸は食べ物から必要な栄養素を吸収してくれる
- 腸は異物の侵入、増殖を防御し病気を未然に防ぐ
- 腸は幸せホルモン「セロトニン」をつくり出す
- 腸はあらゆる器官と手を結び健康管理をしてくれる

つまり

生命維持、心の安定を保つために腸は欠かせない臓器

だから

腸のコンディションを整えることで生命力にあふれ、意欲的な人生を歩める

頑張り屋さんほど腸が汚れているって本当⁉

仕事に邁進《まいしん》している人、家庭と仕事を両立しながら日々奮闘している人、更年期を迎えた人など、年齢や職種、事情も異なる方々がサロンにいらっしゃいます。目的はフェイシャルやボディトリートメント、パーソナルカウンセリングとさまざまですが、みなさんとても頑張っていて疲れがたまっているなと感じます。頑張り屋さんゆえに、「だるい」「調子がイマイチかも」と感じていてもつい無理をしてしまうのです。肩や背中がカチコチでも気づかないほど、自分の体に目を向けられていません。施術後に「私、疲れていたんですね」と、涙を流す方もいらっしゃいます。

さらに**頑張り屋さんたちに共通しているのは、呼吸が浅く、体が冷えていること**です。その根っこにあるのは、自律神経の乱れ。

この「自律神経」は、腸を語る上で外せません。

自律神経のバランスが崩れると腸トラブルに

意思とは関係なく内臓や血管、体温を24時間休まずコントロールしているのが自律神経です。**「交感神経」**と**「副交感神経」**の2つに分けられ、日中、活動をしているときは交感神経が優位に働き、休息する夜にはリラックスモードになる副交感神経が優位になります。**交互に働く自律神経のリズムに合わせて生活するのが理想**です。

頑張り屋さんはアクセル全開で夜遅くまで活動しているため、交感神経にスイッチが入ったままで休まることがありません。そうして自律神経のバランスが崩れはじめます。

腸のぜん動運動を促すのは副交感神経。忙しく動いている人は、いつまでたっても副交感神経に切り替わらず、腸の動きが低下し便秘や下痢になりがちです。緊張やイライラで交感神経が高まっているときは血管が収縮して、冷えにもつながります。自律神経の乱れは、体のさまざまな機能に影響を及ぼしてしまう不調の根っこです。

頑張りが結果に出ないのは腸のせいかも

実は、一番の悩みが便秘という理由でサロンを訪れる方はあまりいません。「寝ても疲れがとれなくなった」「これまでの頑張りがきかなくて……」と、不調を感じながらも原因がわからないという方がやってきます。カウンセリングをしていくうちに、「そういえば、お腹がすっきりしないかも」と思い出したように答える方が大半です。

やる気や向上心にあふれている人ほど自分の体をいたわる時間がとれず、自律神経が乱れて腸が正常に機能していないことに気づいていません。**腸の動きが悪くなれば、幸せホルモンの分泌も低下してしまいますし、脳にもストレスがかかり集中力や判断力も鈍ります。**頑張っているはずなのになぜか空回りしている人は、腸の乱れが原因のひとつと考えていいでしょう。

「脳腸セラピー」で全身をゆるめ、腸と頭のこりをほぐすと深い呼吸ができ、体がポカポカしはじめます。肌ツヤがアップし、目に輝きがよみがえって別人のようになって帰っていかれます。私にとっては、お客さまの笑顔に幸せを感じると同時に、自律神経と腸の乱れがいかに心と体を蝕《むしば》んでいるのかがわかる瞬間でもあります。

自律神経のバランスを整えるには、**生活習慣の見直しに加え思考や感情のコントロールも必要です。**それについては3章以降にお話ししていきます。

体が変われば心が変わる
脳腸セラピーで人生を謳歌！

腸の機能が低下したから自律神経が乱れたのか、自律神経のバランスが崩れて腸の動きが悪くなったのか……。これは鶏が先か卵が先かに近く、どちらも正解です。「脳腸相関」のお話をしましたが、**腸と脳は常に情報交換をして相互に作用**しているので、ほぼ同時に起こっていると考えられます。

セラピストとして15年、1万人以上と接してきて確実に言えることは**「体を変えると心も変わっていく」**ということです。

痩身目的でサロンにいらしたある検事さんは、多忙とプレッシャーから頭痛薬が手ばなせない状態でした。初日に全身トリートメントで脳と腸を調整したところ、その日は薬を飲まずに過ごせて、ぐっすりと眠れたそうです。頭痛から解放されたことで気持ちが上向きになり、そこからするすると痩せてサロンを卒業されました。長年抱えていた不調が改善されたことで、心が満たされ目標にも意欲的に取り組めるようになるということを証明してくれました。

次に、腸を整えて人生が輝き出した二人の体験談をご紹介します。

体験談1

朝、気持ちよく目覚められる1日の充実度が格段に上がりました

（50代・主婦）

きっかけは目の疲れでした。40代半ばから趣味で刺繍をはじめ、細かい作業で目を酷使していたため、人生ではじめて眼精疲労を感じたのです。視力はずっと1.5はあったのですが、年齢的にも老眼がはじまっていて、メガネをかけなくては作業ができないことがストレスにもなっていました。そこから首、肩、全身の疲労につながっていったのです。

陶芸もしていますので、普段は前かがみで長時間座りっぱなし。最近はパソコン作業も加わり、1日のなかで座っている時間のほうが長くなりました。ある日、パソコンと向き合っていると、おへそのあたりがグッとはって

くるのを感じました。出産直後に便秘になったくらいで、お腹のはりもほぼ初めての経験でした。

以前からフェイシャルでお世話になっていた桜華さんに相談したところ「脳腸セラピー」を勧められ、受けてみるとびっくり。**足をもんでもらった段階で、お腹がボコボコと動きはじめたのです**。すると、ふっと力が抜けて体だけでなく脳までリラックスしてきて、気づいたら寝ていることもしばしば。目の奥からくーっと引っ張られるような痛みもほぐれ、帰るときには視界がパッと晴れたようになるのです。

若いころから、あれもこれもやりたいタイプで活発に動くことが好きでした。仕事をしながら子どものPTA活動や自治会の仕事も積極的に引き受けていましたね。誰か私をとめてーと思うくらい動きまわっていたと思います。振り返ってみると、当時から眠りが浅かったような気がします。きっと、常にアクセルを踏みっぱなしで自律神経が乱れていたのかもしれません。

目の疲れやお腹のはりで悩みはじめた40代半ばは、ちょうど更年期にさしかかるころでした。体が思うように動かないストレスもあり、全身が助けを求めていたのかもしれません。

桜華さんからは**オンとオフの切り替えを意識的にするために深呼吸をするようアドバイス**をいただきました。ひとつの作業を終えたらゆっくりと深呼吸をするようになったら力みがなくなり、リラックスできるようになりました。呼吸なんてほとんど意識したことがなかったので、**しっかり吐いて吸うことを繰り返すだけでこんなにも頭がクリアになるのかと驚きました**。座りっぱなしが多いので、今ではときどき立ち上がって深呼吸をしています。

お風呂も湯船に入る習慣はありましたが、少し短めでした。「20分入ると体の疲れもとれて調子がよくなりますよ」と教えていただいてからは、意識をして20分入るようになりました。**短かったときとは違い、汗をよくかくようになってむくみが残らなくなりました**。趣味も多く日々ゆっくりできる時間がなかなか無いのですが、お風呂でのんびりする時間を持つようになってからは**心身ともにリラックスできるようになり、ぐっすり眠れて睡眠の質も**

上がったように思います。

目の疲れやお腹のはりが改善されていくと、好きだったお酒の量が自然と減っていきました。適量を心がけるようになって腸への負担も減ったように感じています。

「やりたくないと思ったことは、やらなくてもいいのよ」。桜華さんのこのひと言にも救われました。今日やると決めたことは翌日に持ち越したくないし、完璧にしたいと頑張っていたけれど、無理にしなくてもいいんだと思ったら急に気持ちがラクになりました。荷物を抱え込まなくなった分、**自分の体に意識を向けることができ、ブレーキをかけることも覚えました**。

脳腸セラピーの生活をはじめてから、**朝スッキリと起きられるようになったことがなによりの喜びです**。気持ちのいい目覚めは1日のやる気につながり、仕事にも集中できるし趣味も楽しめる。1日のサイクルを整えることが、大きな幸せにつながると実感しています。「今日もよく眠れたー！」と両腕を思い切り上にのばしたくなる感覚。これは多くの人に知って欲しいと思います。

体験談2

表情がやわらかくなり気づけば結婚が決まっていました

（40代・フィジカルトレーナー）

プロアスリートのパーソナルトレーニングや、エクササイズなどの講師をしていますので、体のメンテナンスについては気をつかっています。疲れがたまると整骨院に駆け込むのですが、体のことを知っているからこそ「少しズレてる」「それでは、のびないな」と、気が休まることはありません。相性が合う人になかなかめぐり会えずにいたところ、知人の紹介で桜華さんのサロンに出会うことができました。

体に触れるとすぐに「頭と心がとても疲れていますね」と指摘され、ハッとしました。アスリートと向き合っていると熱意がバシバシ伝わってくるのですが、私自身のケアが追いついていないときは、そのパワーを抱えきれなくなり、頭や心の疲れにつながっていたようです。

パフォーマンスを上げるために腸の大切さも知っていましたので、食事には気をつかっていました。体が無理をしているなというときは、肌にあらわれやすいと自覚していましたが、**今まで便秘で悩むこともなく過ごしてきたので、メンタルの疲れが腸へ負担をかけていたなんて思いもしませんでした。**

はじめての施術後に「**もっと自分の体を大切にして、体と心の声に耳を傾けてあげて**」とアドバイスをいただきました。自分自身も指導をするときは、「自分の体に耳を傾けて」と伝えることがあるのに、自分ができていなかったんだと気づかされました。それから少しずつ自分に意識を向けるようになると、担当しているアスリートの熱意をもらい過ぎて疲れることがなくなりました。トレーナーとして指導をしっかりしたいという思いは変わらないのですが、まず自分ありきだということに改めて気づいたのです。私自身が心身ともに健康でいることが一番だと。そこに気づけてからは、受けとめる量をコントロールできるようになっていました。

眠りが浅いことも気にはしていましたが、ずっとそうだったので「こんなものか」とあきらめていました。**寝る前にあれこれ考える時間をなくし、深呼吸をして今日1日の感謝や楽しかったことを思い浮かべる**ようになってからは、ぐっすりと眠れる日が増えていきました。寝る前の過ごし方を少し変えることで、長年の悩みがなくなっていくのもうれしかったです。

食事には気をつかっていましたが、飲み物はあまり気にしていませんでした。運動をしたあとはつい冷たい飲み物が欲しくなるので、それ以外では常温かホットを選ぶように桜華さんからアドバイスをいただいて続けています。カフェでもホットのハーブティーを選ぶようになりました。あたたかいものを飲むと心身の緊張がとけるので、日中はひと息つけますし、夜のリラックスタイムにもぴったりなんです。寝つきがよくなった気がします。

半年ほどたったときの施術後に「もう大丈夫ですよ、すっかり整いましたね」と桜華さんから声をかけられたときはうれしかったですね。まわりから「顔がやさしくなったよね」と言われることが多くなっていましたし、肌荒れをしなくなっていたころでしたから。体と同時に脳も整うと、楽観的というか余計なことを考えなくなりました。**自分に正直に生きられるようになり、気づいたら結婚が決まっていました。**脳腸セラピーを受けはじめたときには、おつき合いはしていたのですが結婚となると躊躇していたんです。**よく眠れるようになり心が軽くなってから、前向きな気持ちもますます増し**て、彼と生きていく人生をすんなりと受け入れていました。

トレーナーとして働いているのにお恥ずかしいのですが、改めて自律神経を整えること、腸を整えることの大切さを実感しています。気づきを与えてくれた桜華さんのおかげで自然に毎日実行するようになりました。

今までの生活を見直し、少しずつ変えていくことで日々のパフォーマンスが上がっていくのが楽しくて、無理なく続けることができています。腸の不調だけでなく、メンタルが疲れている人にこそ実践していただきたいですね。

このお二人以外にもうれしい変化の声をいただいています。太ってはいないのにくびれがなかった方が、**腸のむくみがとれたことではいてきたスカートがゆるゆるになることもしばしばあります。**腸の不調でお腹がむくんでいる方たちは体が冷えていることが多いので、日々のケアとして「冷たいドリンクは控えめにして、なるべくあたたかなハーブティーや白湯を飲んでくださいね」とお伝えしています。不調の改善、アンチエイジング、痩身、心の安定……。あらゆる面で、よりよい方向に進むよう手助けをするのが「脳腸セラピー」です。

もちろん本書で紹介する方法でも自分らしい輝きが手に入ります。ただし、無理は禁物です。楽しみながらはじめましょう。

2章

腸からのメッセージを見逃さない

腸の状態の良し悪しは腸内細菌が握っている

腸の機能を低下させる原因は、脳の疲れや緊張、暴飲暴食、冷え、不規則な生活など多岐にわたります。**腸内環境を左右する最たるものは、主に大腸に棲《す》みついている「腸内細菌」**と呼ばれる菌です。腸壁にびっしりと生息し、お花畑のように見えることから**「腸内フローラ」**とも呼ばれています。

腸内細菌の数は約100兆個。私たちが食べた物をエサとして生きているため、その種類、構成は一人ひとり異なり個性があります。

数えきれないほどの種類がある腸内細菌は、働きによって「善玉菌」「悪玉菌」「日和見《ひよりみ》菌」の3つに分けられています。

・善玉菌

免疫力を高め、病気を予防し健康維持をお手伝い。代謝物が消化・吸収に役立ち、人によい影響を与える細菌。発酵食品や食物繊維で増える。

・悪玉菌

代謝物の有害物質が人に悪影響を及ぼす細菌。増えすぎると便秘や下痢を招く。食事だけでなく、加齢によっても増える。肉や脂質が好物。

・日和見菌

そのときどきで数が優勢な菌に味方をする腸内で最も多い細菌。

3つの菌のバランスは善玉菌2：悪玉菌1：日和見菌7が理想。この比率が崩れて悪玉菌が増えると、腸内環境が悪くなります。「悪さをする菌ならなくしてしまえばいいのでは？」と思いますが、肉の消化には必要なのです。増やさずバランスを保って共存すれば、腸の健康が守られます。腸内環境の整え方は5章でご紹介します。

不調サインに気づくのが腸活の第一歩です

便が出ない、ゆるいだけが腸の不調サインではありません。サロンで「脳腸セラピー」を受けられる方の大半は、便秘ではなく違う悩みで訪れます。腸は他の臓器とも通じ合っていますので、あらゆる場所にSOSを発信しています。**腸は健康を維持するための要《かなめ》**ですから、**日ごろからサインを見逃さない**ようにしたいものです。

腸と心の不調チェックをしてみましょう。それぞれ3つ以上チェックがついた場合は、腸が乱れている可能性があります。今日からケアに着手してください。

【腸】

□冷たいものが好き
□野菜はほとんど食べない
□発酵食品はほとんどとらない
□甘いものやスナック菓子が好き
□寝る前にも飲食をする
□デスクワークや
　座っている時間が長い
□背中が丸まって姿勢が悪い
□運動するのは週1回程度
□シャワーですませることが多い
□眠りが浅いと感じる

【心】

□少しのことで不安になりやすい
□イライラすることが増えた
□落ち込むことがあると引きずる
□最近、笑顔が減ったと感じる
□コミュニケーションが苦手
□人にも自分にも
　感謝することが苦手
□ストレスをため込みやすい
□将来のことを考えても
　ワクワクしない
□自分は運が悪いほうだと感じる
□気がつくと呼吸が浅くなっている

便は腸からのラブレター 色・形・においで腸内をチェック

腸内の様子をのぞき見ることはめったにできませんが、便を観察することで現在の腸内環境や健康状態を知ることができます。トイレですぐに流してしまわず、確認する習慣をつけましょう。

チェックしたいのは次の5項目です。

1・色：理想は黄土色から明るい茶色
2・形と硬さ：バナナ状で表面はなめらか

3・比重：トイレの水に浮く
4・におい：においは感じるがきつくない
5・出し方：いきまずにスルッと出る

注意して観察したいのが便の色と形です。腸内に長くとどまっているほど色は濃くなり、水分が抜けて硬くなります。逆に滞在時間が短いと水分の吸収時間が少なくなり、色が薄く軟便になりがちです。

赤い血が混ざった便は大腸の出血を疑ったほうがいいでしょう。白っぽい便、黒いタール状の便も病気の疑いがあるので、早めに病院で受診してください。

1日1回以上の排便が理想ですが、そうでない場合でもバナナ状の便がすっきりと出れば問題はありません。毎日出ていても細かったり、硬かったりして排泄後もお腹がすっきりしなければ、腸内環境が乱れているので改善が必要です。脳と腸を整え、すっきりと出す力を身につけましょう。

おへそが教えてくれる腸の位置「落下腸」は便秘のもと

腸の形を思い浮かべてみてください。小腸のまわりを大腸が四角く囲むような形をイメージできたでしょうか。大腸は上端2カ所だけが固定されていて、もともと上部は少し垂れ下がっています。

加齢や運動不足などによって腸を支えている筋力が低下し、腸全体が下がることを「落下腸」と呼んでいます。下がることで腸がつぶれたようになり、便やガスがたまりやすくなります。老廃物がつまってスムーズに排出されずにいると、お腹がはるだけでなく冷えやむくみといった不調につながります。

「落下腸」を自分で判断するひとつの材料がおへその形です。あなたのおへそは縦長ですか？　それとも横長でしょうか。

ぺたんと横につぶれている人は、落下腸の可能性が高いでしょう。両端だけでつるされた大腸が下がれば、小腸も一緒に下がります。小腸はおへその裏側にあるため、おへそが横長に変形するのです。食後に下腹部がポッコリと出る人も落下腸の可能性があります。

主な原因は腸を守る腸腰筋《ちょうようきん》や骨盤底筋《こつばんていきん》の筋量が減り、支える力が弱まったことにあります。また、**前かがみの姿勢を長時間続けていると、腸が圧迫されて徐々に下がっていきます**。体型も崩れていくので、いいことはありません。腸が本来あるべき位置におさまるよう、**背筋をのばして真っ直ぐ立つこと**からはじめましょう。筋力アップにはスクワットもおすすめです。１４４ページを参考にしてください。

背中のこりは腸のこりに通じる
カチコチ背中は危険信号

自律神経と腸の関係について1章でお話をしました。副交感神経が優位になることで腸の動きが活発になり、排泄がスムーズに行われます。

自律神経は脳から背骨を通り、各器官へとつながっています。猫背や運動不足から背中がこりかたまると、血流不足や冷えにより自律神経のバランスが崩れて腸の機能が低下します。パソコンなどデスクワーク中心の人は背中が丸まりがちで、首から腰までかたくなっている人が多く見受けられます。

32ページで体験談を語ってくれた50代の女性も、パソコンで仕事をしているときにお腹がグッとはることが悩みでした。長時間座っていたことで背中が緊張し、自律神経が乱れて腸のはりにつながったとも考えられます。

背中には体を支えている大きな筋肉があります。背中のこりは全身のこりに直結しますので、血流も悪くなります。サロンでの施術は**背骨をゆらすこと**からはじめます。背中の緊張がゆるみ、全身がリラックスしてめぐりがよくなるからです。いきなりお腹をもんでもかたくて指が入っていかないケースが多いのですが、**背中をほぐすとお腹がやわらかくなり、指がすっと入ります**。やわらかくなったということは、血流もよくなっているのでマッサージ効果も高まります。

パソコンやスマートフォンは便利ですが、前かがみになりやすく背中のこりや落下腸を引き起しやすいのが悩みどころ。できれば、**仕事中でも適度に休憩をとり、肩をまわすなどストレッチをして筋肉の緊張をほぐすこと**を心がけてください。

肌のくすみ、髪のパサつきは腸の乱れによる栄養不足かも

腸のコンディションが悪い人は、年齢よりも老けて見える傾向にあります。腸が正常に働かないことで、必要な栄養素が吸収できないことが原因のひとつです。細胞に栄養が行きわたらないと肌の生まれ変わりもスムーズに行われず、肌荒れやくすみにつながります。

腸内環境のバランスが崩れて悪玉菌が増えると有害物質が大量に発生。腸壁から流れ出た汚れが血液にのって全身に送られ、肌や髪にトラブルが起こります。**肌の弾力やうるおい不足、シワといったエイジングの悩みは、腸が弱っていることも一因です。**肌は内臓の状態をあらわす鏡なのです。

どんなに高価なクリームや美容液を使っていても、ベースとなる腸が乱れていては効果を得ることができません。私はここ10年ほどフェイスクリームを使っていません。肌のコンディションがよく、冬でも乾燥で悩むことがなくなりました。

髪がやせてきた、抜け毛が増えたというのも腸の乱れによる栄養不足と血行不良が原因と考えられます。爪が割れやすい人も要注意です。

美しさの土台は腸にあり！

内からわき出るようなうるおいや透明感は、その人を輝かせてくれます。サロンでも、施術後のお肌はみなさんツヤツヤで表情はバラ色です。鏡を見ているときの笑顔は、年齢よりも若々しく見えます。

ぜひ、メイク前に肌の色ツヤをチェックし、腸の状態を確かめることを習慣にしてください。

ひんやりと冷たいお腹は腸も冷えていて活動が低下中

一度、本を置いて手をお腹に直接当ててください。

あなたのお腹は今、ホカホカとあたたかいですか？　それともひんやりと冷たいですか？　あたたかい人はひとまず安心してください。冷たいと感じた人は、腸そのものが冷えている可能性があります。

運動不足や筋量の低下、冷たいものやカフェインのとり過ぎで血流が悪くなると、腸の動きが鈍っていきます。腸の動きが停滞すれば、消化・吸収の機能が落ちて栄養不足にもつながります。熱を生み出すエネルギー源が少なくなるので、ますます体は冷えていきます。

冷えているからとカイロをお腹や腰にペタペタと貼るのは逆効果です。体の表面はあたたまりますが、それは一時的なこと。体はカイロに甘えてしまうようになり、自分で熱をつくってあたためようとする力を失っていきます。腸内環境を整えて正常な働きを取り戻すと同時に、熱を生み出す筋力アップが必要です。

新型コロナウイルスの対策として体温を測る習慣がついた人も多いのではないでしょうか。平熱が35度台の人は自律神経が乱れている可能性が高く、お腹のはりや便秘に悩んでいるかもしれません。理想の体温は36・5度以上と言われています。**腸を整えていけば、めぐりがよくなり体温も上がっていくでしょう。**

やる気が出ない、ボーッとする人は腸も活力がなくなっています

新型コロナウィルスによる自粛生活が続き、これまでにないストレスを抱えて体調を崩している人が多いように感じます。うっかりミスが増えた、常にだるい、なかなか眠れない……。それは自律神経が乱れ、気持ちが下向きになっているあらわれです。今まで好きだった音楽を聴いても、映画を観ても楽しいと思えない状況も、ストレスによる自律神経の乱れがあるかもしれません。

気分が落ち込むと、背中が丸まって酸素が十分に取り入れられなくなり、ますます自律神経のバランスが崩れてしまいます。さらに**脳と腸の元気がな**

くなると幸せホルモンの分泌も減り、負のスパイラルから抜け出しにくくなります。ボーッとする時間が増えた、笑顔が少なくなったと感じたら、「はぁ」とため息をつくのではなく、**ゆっくりと深呼吸**をしましょう。体のなかに酸素がいきわたると次第にリラックスして、自律神経が整います。

体の不調だけでなく、心の不調にも敏感に気づけるようになると、悪化する前にケアができるので回復も早くなります。

これまで挙げた不調は、どれかひとつだけが起こる場合もあれば同時多発的に起こることもあります。それは脳と腸が常に情報交換をし、いいことも悪いこともお互いに影響を与えているからです。マイナスの連鎖が起こるということはプラスの連鎖もあるので、悲観的になることはありません。腸の元気を取り戻すことからはじめればいいのですから。

ぐぅ〜というお腹の音は掃除タイムの合図です

不調ばかりではなく、腸にとってうれしいサインをご紹介します。

お腹が空くと「ぐぅ〜」とお腹の音が鳴りますよね。シーンとした会議や映画館でこの音が響き恥ずかしい思いをした経験があるのではないでしょうか。私も「どうか、今は鳴らないで」と願ったことがあります。しかし、恥ずかしがる必要はありません。**「ぐぅ〜」という音は、胃や腸が大きく収縮して胃腸内の食べ物を先へと運ぶ作業の音。**腸のなかでは殺菌性のある消化液が悪玉菌を掃除して腸内を整えてくれています。「お腹空いたよ。何か食べよう」という合図に思われがちですが、実はそこで食事をするとせっかくの掃除が中断されてしまいます。音が鳴りやむのを待って食事をするのが理想です。

食事と食事の間が短いと、腸内の掃除タイムがなくなり、悪玉菌が増える一方です。**寝る直前の食事も腸に過酷労働を強いる**ことになりますので、就寝の3～4時間前までにはすませておきたいところです。

ただし、空腹で気分が悪い、力が出ないというときは無理をしないことです。あたたかい汁物のような消化のよいものを食べてください。また、空腹時にドカ食いをすると、体に負担がかかりますのでご注意ください。

空腹はつらいかもしれませんが、**長寿遺伝子が活性化**されるといううれしい効果もあるそうです。**「ぐぅ～」という音を楽しんでくださいね。**

3章

腸を整える5つの基本習慣

幸せ体質の土台をつくるのは質のいい食事・睡眠、適度な運動

無理をするのは厳禁！　できることからはじめて

「休息も大事よ」「自分をいたわる時間をもって」と言われても、仕事、家事、育児に追われる女性は、自分だけの時間を持つことが難しいのが現実です。でも、安心してください。本書で紹介するケア法は、いつもの生活のなかに取り込めるものばかりです。特別な道具も使いません。

脳腸セラピーは無理をしないことが基本です。一気にあれこれ手をつけても続かず、「できなかった……」という思いが逆にストレスとなり腸をいじ

めることになるからです。

なかなか起きられない、電車では座れるところをつい探してしまう、なんとなく体が重い、ちょっとしたことでイライラしてしまう……。病気ではないけれど、いまいち調子がすぐれないのは自律神経の乱れが原因のひとつです。**改善のポイントは質のいい食事・睡眠、適度な運動**です。

まずは、体の変化を感じていただける5つの基本習慣からはじめてみましょう。「5つもある」とガッカリした方は、3つだけでもかまいません。サロンでもいくつかアドバイスをしたなかから、これならできそうというものをご本人に選んでいただきます。そして、おさぼりもOK。本当に疲れたという日は「無理にやらなくていいですよ」とお伝えしています。強制されたことは続かないものですから。

苦ではなく、ラクな気持ちではじめてください。

一気に頂上を目指さず一合ずつ登ろう

「2週間でウエストがマイナス10センチ」「体重が1週間で3キロ減!!」と言われると、ついついその商品を買いたくなってしまいますよね。できればすぐにきれいになりたい、痩せたいというのが女心。私も10代のころは過激なダイエットをして痩せては太るの繰り返しでした。一時的に痩せても体はボロボロになるし、心が不安定になってしまったことも。10代ならば若さで乗り切れますが、年令を重ねるとそうはいきません。ダイエットに限らず、体本来の機能を正常に戻すベースをつくることが大切なのです。

基礎体力がないのに頂上を目指して一気に駆け上がろうとしても、途中でバテてしまいます。もしかしたら足をすべらせて転落してしまうかもしれません。腸を整えることも同じです。1週間に1回、10日に1回程度の排便だった人が、1~2週間で結果を求めてもうまくはいきません。「急がば回れ」と言いますが、健康・美でも同じことです。**体質改善は半年後を見すえて、**

確実に一歩ずつ進むことが近道です。

とはいえ、半年は長いですよね。まずは1カ月、無理をせずに続けてください。早い人なら2週間もすると少しずつ体の変化に気づいてきます。変化に気づくためには、自分の体の声を聞き、記録をすることです。手帳やスマートフォンのメモ機能などに、食事内容、トイレの回数、体調を書き留めておくと、○○を食べた翌日はお腹の調子がいいな、ということがわかってきます。繰り返しになりますが、1日記録を忘れたからといって悔やんだり、自分を責めたりする必要はありません。

これからお伝えする腸を整える方法は、**「こんなことでいいの？」というほど簡単です**。たとえば、生活が不規則な夜型の人でも取り入れられるものばかりです。一歩ずつ進めば、体は応えてくれます。変わっていく自分を楽しみましょう。

基本1

自律神経を整える
深呼吸

適度な運動のひとつが深呼吸です。

「意識して呼吸をするだけで運動になるんですよ」と言うと、みなさん驚かれますが、深層筋群のひとつ**「横隔膜」のトレーニング**をしているのです。横隔膜が上下することで、近くにある胃腸のマッサージにもなります。

深く息を吸うことで酸素が体のすみずみに行きわたり、血流がよくなって冷えの改善にもつながります。体がリラックスするので自律神経を整えるためにも有効です。

デスクワークやスマートフォンを見ている姿勢は前かがみになりがちで、

胸が閉じてしまい呼吸が浅くなっています。また、マスクをしていると呼吸がしにくくなるので、今まで以上に呼吸に意識を向けてみてください。

〈深呼吸のやり方〉

- 体のなかにある空気をすべて出し切る意識で息を吐き切る
- 空っぽになった体にたっぷり酸素を取り込むようにゆっくりと鼻から吸い込む
- 2秒息を止めてから8〜10秒かけてゆっくりと息を吐く

これを3〜4回繰り返す

トイレに行くたびに行うのがおすすめです。1日に5〜10回はトイレに行くので十分なトレーニングになりますし、リフレッシュにもなります。**朝起きたときと夜寝る前には、1〜2分深呼吸をしましょう。**朝は目覚めがよくなり、夜はリラックスして質のいい眠りが得られます。

基本 2

リラックスモードに導く
体ゆらし

サロンでの「脳腸セラピー」は、背中をさすって背骨をゆらすことからはじめます。背骨は自律神経が通っているので、**ゆらすことでこりをほぐし、たかぶっている交感神経を安定させる効果があります。**次に、あお向けになり両足を持って骨盤をゆらします。骨格調整に加え、ふっと力が抜けるのでリラックスして全身の緊張がほぐれ、血のめぐりもよくなり腸が整うのです。

あお向けになって自分で骨盤をゆらゆら動かす「体ゆらし」は、同様の効果が得られ、朝に行うのがおすすめです。就寝中にかたくなった体をほぐし、骨盤をゆらすことで内臓の血流がよくなり腸の働きを促します。

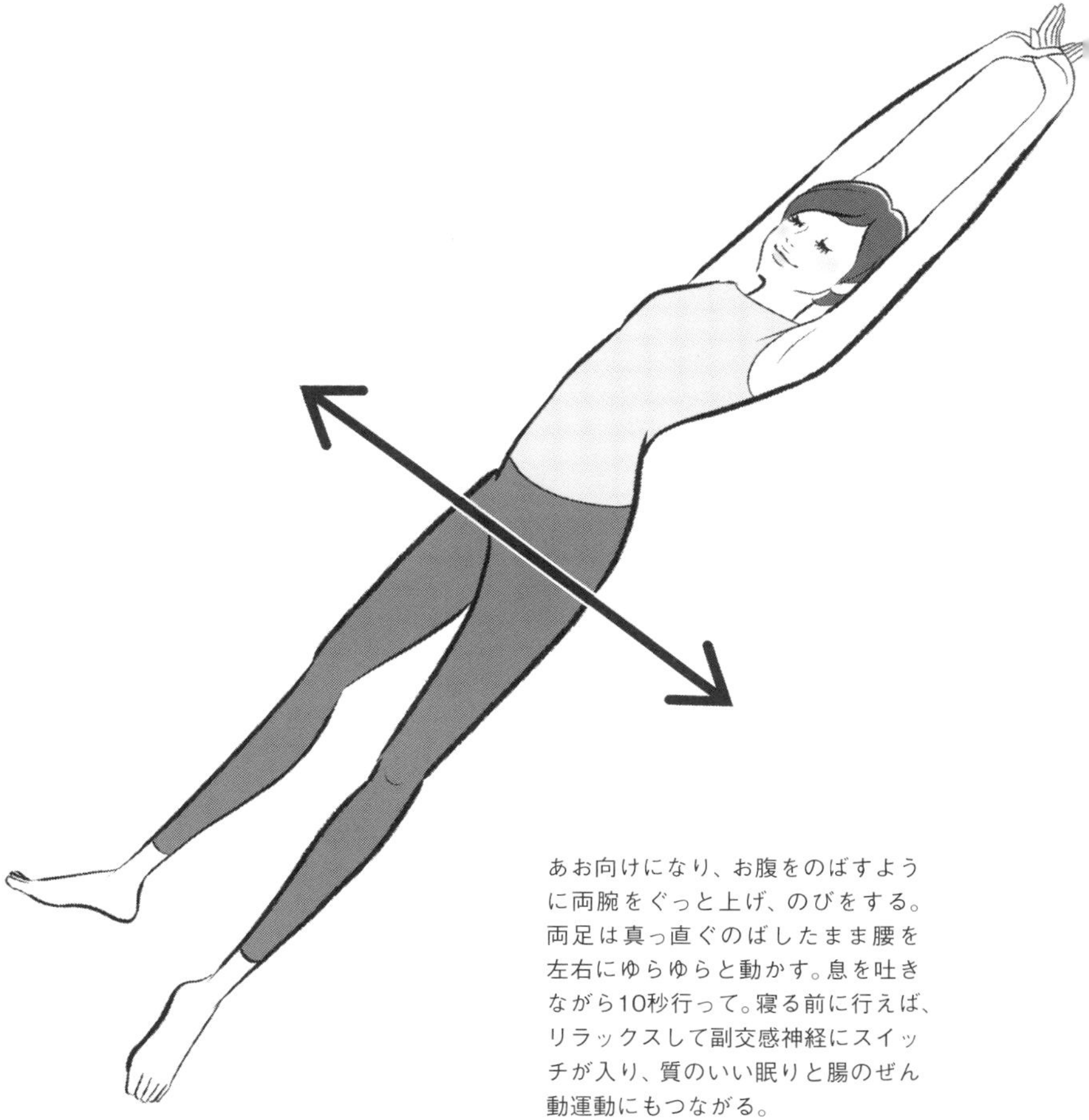

あお向けになり、お腹をのばすように両腕をぐっと上げ、のびをする。両足は真っ直ぐのばしたまま腰を左右にゆらゆらと動かす。息を吐きながら10秒行って。寝る前に行えば、リラックスして副交感神経にスイッチが入り、質のいい眠りと腸のぜん動運動にもつながる。

基本３

善玉菌を増やす はじめにみそ汁

腸を元気にするには、腸内細菌が喜ぶ発酵食品をとることがカギ。私たちが食べた物をエサとして活動していますので、３６５日の食がきれいな腸になるか汚れた腸になるかを左右します。

善玉菌２：悪玉菌１：日和見菌７のバランスが崩れないよう、善玉菌を増やすには、「発酵食品」の代表選手「みそ」が特におすすめです。大豆からつくられるみそは、**便通を促す食物繊維も一緒にとれる**腸活のためのスーパーフードなのです。

みそ汁なら外食が多い人でも無理なく続けられます。野菜やきのこ類、海藻など具材を変えれば飽きることなく食べられますし、忙しいときには、みそをお湯で溶かして乾燥ワカメを入れるだけでもかまいません。

あたたかいみそ汁を食事の最初に飲んでください。胃があたたまることで消化活動が活発になり、腸への負担が少なくなります。また、**血糖値が上がりにくくなるので、太りにくくなります。**

ただし、飲み過ぎは塩分過多になるので、1日2杯までにしましょう。自分の食事スタイルに合わせて取り入れてください。

〈みそ汁におすすめの具材〉

善玉菌を育てる食物繊維やオリゴ糖を含む食材を組み合わせて。

・ワカメなどの海藻類　・きのこ類　・玉ねぎ
・ごぼう　・山芋　・かぼちゃ

基本４

血流をよくする
耳もみ

耳を折りたたんで痛いと感じたら、冷えや肩こりといった不調のサインです。耳とそのまわりには内臓や自律神経を整えるツボが集中していて、**耳全体をもむことで不調の改善につながります。**

サロンでも行っていますが「耳をもむと気持ちいいんですね」と驚かれる方が多くいます。普段、あまり触らないところですが、耳をもむことは全身のマッサージにつながるのでお得です。１回もむだけで、体がポカポカしてくるのがわかり、**腸だけでなく肩こりや目の疲れの軽減**にもつながります。耳は頭と顔につながっていますから、リフトアップ効果も期待できます。

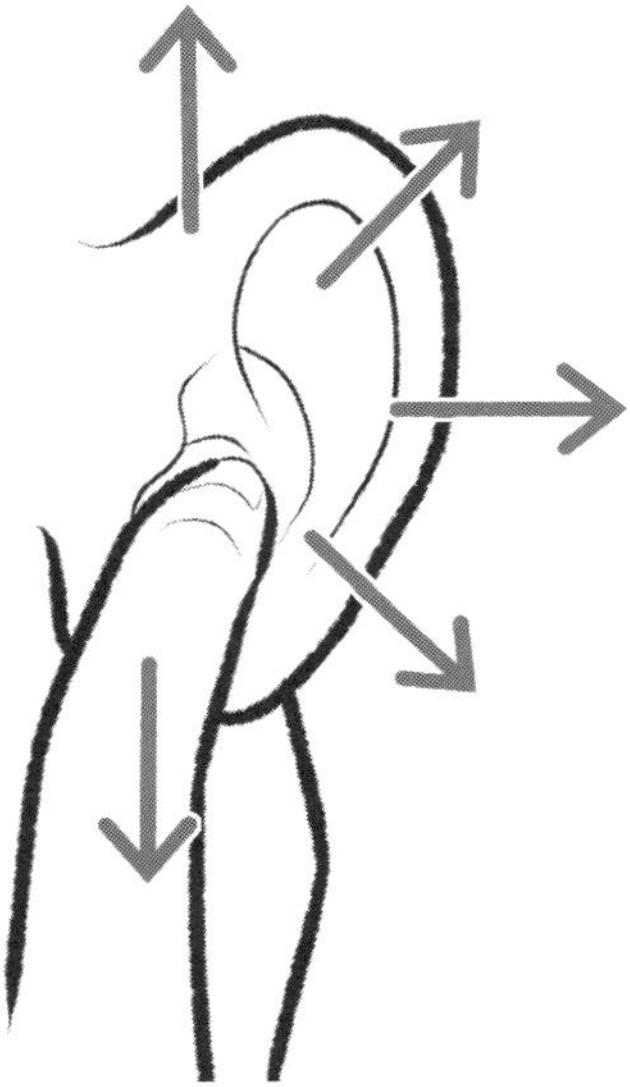

人さし指と親指で耳の中央をつまみ、ゆっくりと下に引っ張り耳たぶをのばす。同様に斜め下、横、斜め上、上とゆっくり引っ張る。1往復で十分ほぐれる。

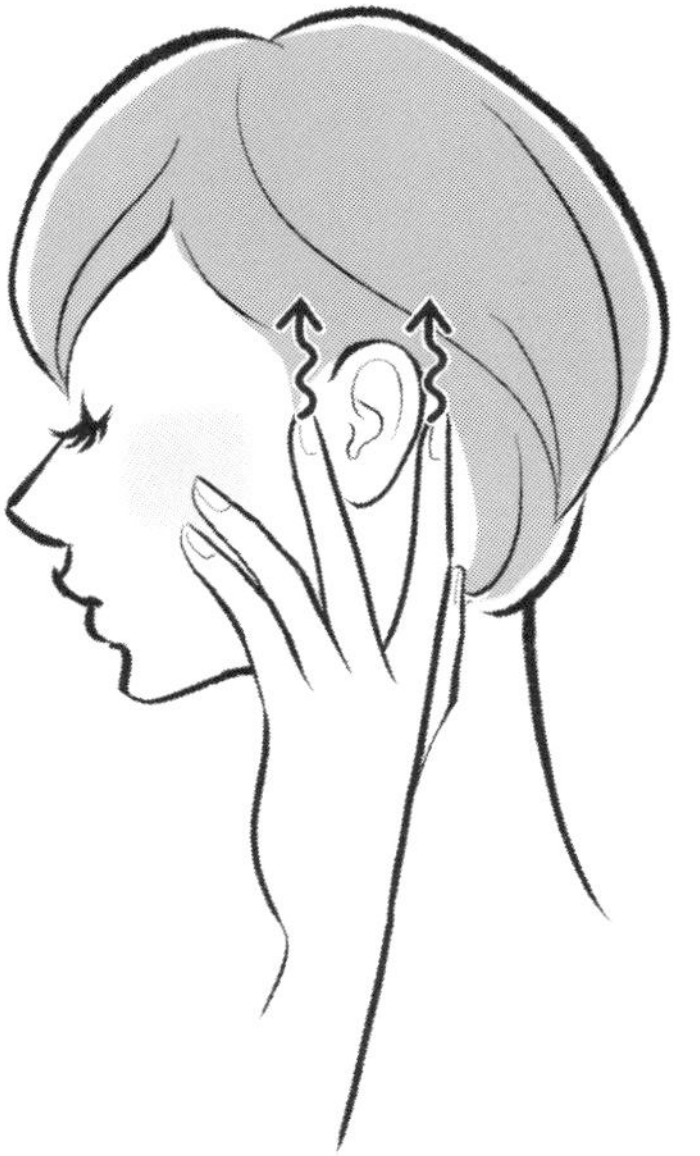

指をチョキの形にし、耳の前後にあてる。芋虫のように指を動かし、下からもみあげリンパを刺激。耳上の側頭部までもむとよりすっきりする。2回繰り返す。

基本５

笑顔で１日を終える

質のいい睡眠を促す

寝る前の感情は寝ているときの脳に影響を及ぼします。仕事でのミスを思い出したり、家族とケンカしたことを悔やんだり、脳内が落ち込んだ状態だと、副交感神経へのスイッチがうまくいかず眠りが浅くなります。たとえ8時間眠れたとしても、眠りが浅いと寝起きがすっきりとせず、ダラダラとしてしまうものです。睡眠不足では疲労は回復せず、腸の動きもますますにぶくなり負のスパイラルにはまってしまいます。

「終わりよければすべてよし」ではありませんが、寝る前は1日にあった嫌なことは忘れて笑顔になれることを考えましょう。

たとえば、ランチで食べたサラダがおいしかった、道端で見たお花がきれいだった、スーパーのタイムセールに間に合った、子どもが自ら皿洗いを手伝ってくれた……。些細なことでかまいません。**楽しかったこと、幸せに感じたこと、感謝の気持ちを思い浮かべて**みてください。もし、すぐに思い浮かばなければ、翌日の楽しい予定を考えてみましょう。お気に入りのワンピースを着よう、新しくできたオーガニックカフェに行ってみようなど、想像すると笑顔になることを考えて。脳は一度にひとつのことしか考えることができないので、自ら思考のスイッチを切り替えてみましょう。こうしたちょっとした心がけで睡眠の質が変わるのです。

朝、すっきりと目覚めたら窓を開けて朝日を浴びる習慣も加えてください。副交感神経から交感神経に切り替わり、生活リズムが整います。そして幸せホルモン「セロトニン」の分泌も促され、やる気も高まるのです。

「脳腸セラピー」がもたらす心と体の幸せな変化

腸に直接働きかけるだけでなく、自律神経にもアプローチをする「脳腸セラピー」。実践することでどんな変化が訪れるか、一例をご紹介します。

サロンで施術を受けられる方も、自宅で基本習慣をはじめ本書で紹介していることに取り組まれています。1~2カ月後にお会いすると、確実に体が変わっているのがわかります。

「脳腸セラピー」は日々のケアが重要。**体の声に耳を傾けながら、変わっていく自分を楽しみましょう。**

- 幸せホルモンが出てポジティブな思考になる
- 寝つきがよく、すっきり目覚める。快眠に
- お腹のはりが消え、便秘改善
- くすみがはれ、肌の透明感が増す
- 手足の冷えやむくみが気にならなくなる
- 疲れを翌日に残さない
- 集中力がアップして効率よく仕事ができる
- 免疫力が上がり風邪をひきにくくなる
- 運気が上がる

4章

思考改革で幸せホルモンを増やし、腸を元気に

思考と感情のクセは自分次第でコントロールできる

「桜華さんはいつも前向きね」とよく言われるのですが、私も10代のころは、わけもわからず落ち込むことがありました。昨日はあんなに元気だったのに、どうして今日はこんなに暗い気持ちになるんだろうと心が安定せず、人として何かが欠けているのでは、と悩んだこともありました。気持ちの浮き沈みはなぜ起きるのかを知りたくて、心理学に関する本をいろいろと読みました。学んでいくうちにわかったのは、どんな人でも躁鬱のバイオリズムがあり、そのバイオリズムを整えることは可能だということです。**思考や感情は自分が司令塔となりコントロールできると知り**、気持ちがラクになるのと同時に、ますます「心」についての興味が増しました。

私は日ごろから**「自分の船のオールは自分で漕《こ》ぐ」**ことを大切にしています。誰かの考えに従い、自分の感情にふたをしてしまうと知らず知らずのうちにストレスがたまって自律神経に悪影響を及ぼします。これまで述べてきたように腸の不調にもつながり、負のスパイラルに陥《おちい》るのです。

サロンでもお客さまには人と比べず、人に依存しない生き方の大切さやその方法をお伝えしています。ほかの人にあって自分にないものは数えたらきりがありませんから。自分のなかからわき出る感情に耳を傾けきちんと消化すれば、心がのびのびとして腸も穏やかに過ごすことができるのです。感情に流されずに、自分の機嫌は常に自分でとりたいものですね。

性格は一生変わらないと言われますが、心配ご無用。脳は意外と単純で、考え方を少し変えれば、後ろ向きだった人も1〜2カ月で前向きな考え方にシフトします。この章では、幸せホルモンを増やすための思考改革の方法についてご紹介します。過去の自分に引きずられることなく、未来の輝く自分を思い描いて行動すれば、誰でも変わることができるのです。

今、幸せであることに気づくことからスタート

自分が幸せでいると、友だちの友だちの友だちまで幸せが伝播《でんぱ》すると聞いたことがあります。なんてすてきなことなんでしょう。

人と比べて落ち込んだり、羨《うらや》んだりするのは自分のなかにある「幸せ」に気づけていないからです。

「幸せ」というと、高収入のイケメンと結婚する、仕事で成功して有名になる、豪邸を建てる……など大きなことを思い浮かべがちですが、ここで言うのは日常にある小さな幸せのことです。

私は1年に1回、自分が幸せだと感じていることや、感謝していることを100個書き出しています。普通に呼吸ができる、ご飯が食べられる、雨風をしのげる家がある、きれいな水が飲める、毎日夜空を見上げることができる……。こうして100個書き出していくと、自分がいかに恵まれた生活をしているかに気づくことができ、幸せの土台ができるのです。たとえつらい出来事があっても、それを人生で起こるひとつの事象としてとらえることができ、**幸せがゆらぐことはありません。**

100個思い浮かばなければ、50個でも30個でもいいので書き出してみてください。自分を見つめ直すこともできます。人と比べない、人に依存しない、誰かの意見に流されないためにも、自分を知ることが大切なのです。

思考や感情のクセを変えるためのウォーミングアップとして、幸せリストづくりからはじめましょう。**1回だけでなく、ときどきやってみるとさらに幸せの土台は大きくなっていきます。**

否定や強制は最大のストレス 肯定から入ると前向きに

便秘薬が手ばなせない人に、「明日から薬を飲むのをやめましょう」と指導することはありません。「出なかったらどうしよう……」と不安になり、腸の動きがよくなる生活習慣をお伝えしてもその効果が出にくくなります。ダメという否定は、究極のストレスを与えることになるのです。

食事指導においても「揚げ物を週に3回も食べているのはダメですね」「アイスは体を冷やすからダメですよ」と否定するようなことは言いません。**否定をされると脳はますます自分を責めてしまうからです。**

否定はせずに「そうなのですね。おいしいですよね」と肯定から入り、「アイスを食べたあとにあたたかいハーブティーを飲むといいですよ」などと前向きな提案をしています。すると脳が安心をして、「頑張ろう」というやる気スイッチが入ります。

これは相手からの言葉だけでなく、自分自身が発する言葉でも同じ効果が得られます。楽しみにしていたお出かけの日に雨が降ったとします。そこで「買ったばかりの靴がぬれちゃう」とガッカリするのではなく、「お気に入りの傘がさせる！」とワクワクしたほうが、脳は幸せを感じます。

ダイエット中に我慢できず天丼を食べてしまったときでも「やっぱり意志が弱くてダメね」と思うのではなく、「今日はおいしい天丼が食べられて元気が出たな」と前向きに考えるだけでストレスのかかり方が変わります。気持ちを切り替えると、明日に向けてのやる気が出てきます。

一呼吸おき、**負の感情をプラスに切り替えるクセ**をつけてください。**ゲーム感覚で楽しみながらやるのがポイントです**。すると、脳は自然とポジティブな思考に変わっていきます。

心の整理整頓をすれば体もすっきりする

心と体はつながっていると何度もお伝えしてきました。気持ちが晴れわたっていないと、目覚めが悪かったり、1日中だるかったりといった不調につながります。仕事など日々のパフォーマンスにも影響が出てしまいます。

なんとなくモヤモヤする。心がくもっているけど原因がわからない。そんな心の状態をすっきりさせるには、**言葉に出したりノートに書き出したりすることが効果的です**。不安な気持ち、腹立たしいこと、傷ついた心の叫び。素直にわき出る気持ちや出来事をそのまま言葉にする、または書くことでモヤモヤの原因がわかり、そこから解決の糸口が見つかることもあります。

ただ思いを吐き出すことで心が浄化されることもあれば、具体的な解決策がわかることもあります。**心の便秘をそのままにせず、心のなかの整理整頓を心がけてください。**モヤモヤを考えすぎると睡眠の質に影響を与えてしまうので、就寝前は避けて明るいうちに行ってくださいね。

もうひとつ心の整理整頓におすすめなのが、**未消化を消化する**ことです。「借りていた本を返さないと」「部屋の隅にたまったホコリを掃除しなくては」「メールの返信をしないとな」など気になっていながら、まだ実行できていないことが結構あるものです。

いつまでも「やらなくては」という状態で放置しておくと、心のなかは何かに追われているようになり、本来やるべきことに向き合うことができません。

この本を読み終えたら、今思い浮かぶ「まだやっていないこと」をひとつ片づけてみましょう。**ほんの小さなことでも未消化をひとつずつ消化していくと、心が晴れ晴れすることを実感できます。**

褒め上手な人ほど幸せホルモンにあふれている

脳は「私」「あなた」「彼」などの人称を認識できないと言われています。たとえば私が「Aさんのネックレス、かわいいですね」と言っても、脳は「Aさん」を抜かして「かわいい」だけが残り、自分が褒められたと認識するのだそう。**相手に対して発した言葉がすべて自分に返ってくる**のです。

相手の喜びが自分の喜びに。積極的に褒めよう

日本人はシャイな人が多く、褒めることが苦手ですよね。恥ずかしい気持

ちを捨てるのに勇気がいるかもしれませんが、**友人や家族など身近な人から褒めるクセをつけましょう。**「今日のファッション、すてきね」「何でも知っていてすごいね」「きれい」「かわいい」「カッコいい」「優しい」「面白い」など、素直な気持ちを伝えてください。

私は人に会うとすぐに「Aさん、今日の髪型すてきですね」「Bさん、そのスカートの色、きれいですね」と、思ったことをお伝えしています。褒められて嫌な気持ちになる人はいませんし、私の脳も喜んで幸せホルモンの「セロトニン」や「オキシトシン」の分泌も促します。言葉にするだけで幸せな連鎖が起こるなんて、すてきだと思いませんか。

褒めるクセがつくと、人の長所を瞬時に見抜く力がついてきます。最初は外見や持ち物でいいのです。お世辞や無理やり褒めるのではなく、心から思ったことを言葉にしてください。

「すみません」より「ありがとう」を口にしよう

ドアを開けてもらったり、荷物を持ってもらったりするとつい「すみません」と言ってしまいますが、「ありがとうございます」のほうがポジティブです。

「すみません」は謝るときに使う言葉です。**感謝の気持ちを伝えるなら「ありがとう」を惜しみなく使いましょう。**

日々の生活には感謝するシーンがあふれています。電車が遅れずにきてくれてありがとう、楽しい環境で仕事ができることにありがとう、おいしいご飯が食べられてありがとう、家族が元気でいてくれてありがとう……。**どんなことにも感謝できると幸福感にあふれ、脳も腸も整います。**

悪口や批判を言えば自分に返ってくる

前向きな言葉だけでなく、悪口や批判、愚痴も自分のこととして認識し、ネガティブな感情がわいてきます。「Cさん、最近老けたよね」「Dさんの言い方ってきつくて怖いよね」と陰口を言っていると、自分が老け顔になり、怖い人と見られるようになっていきます。

口にするだけでなくネット上で人の悪口や批判、愚痴を書きこむのも同じこと。負の感情が自分自身にふりかかってきます。

また、自分に向けた「疲れた」「だるい」「面倒」などのマイナス言葉にも脳はすぐに反応し、その通りになってしまいます。

人生をプラスにするかマイナスにするかは自分次第。愚痴や悪口は封印し、感謝と賛辞を口にする習慣をつけてセロトニンを増やしたいですね。

人の感情はまわりに伝わります。怒りやイライラのマイナスよりも、**プラスの言葉で自分からハッピーを広げていきましょう。**

気持ちが沈んだときこそ笑顔を意識する

楽しいことやうれしいことがなくても、**口角をキュッと上げて笑顔をつくりましょう**。頬《ほお》が上がり表情筋が動くことで脳は笑顔になったと認識し、セロトニンの分泌が促されます。気持ちが下向きだったとしても、幸せホルモンのおかげで幸福感が得られるのです。

ポイントは**頬《ほお》骨をしっかりと上げて**表情筋を動かし、脳にサインを送ることです。頬《ほお》骨の中央にある笑顔のツボと呼ばれる巨髎《こりょう》を刺激することを意識してみてください。

はじめはぎこちない笑顔だったとしても、練習をしていくうちに自然な笑顔が身につきます。カリカリとして目が吊り上がった怖い顔で過ごすよりも、常にニコニコしていたほうが、まわりに与える印象もよくなります。**笑顔は周囲を明るくし、ハッピーオーラが出て幸せを引き寄せます。**

落ち込むことがあると人は肩が落ちて下を向きがちです。胸が閉じて呼吸が浅くなり、ますます自律神経が乱れて負のオーラが出てしまいます。「笑顔をつくろう」と意識すれば顔も自然と上がり、気持ちが上向きに変わっていくのです。脳は自分がなりたいように変わっていってくれるので、意識づけが大切です。

笑顔は顔の筋肉をつかいますから、ほうれい線などのたるみ予防にもつながりますよ。

さあ、オールウェイズスマイルでいきましょう。

ピンクを思い浮かべるとやさしい気持ちになれる

私はカラーセラピストとして色彩の効果を利用した方法で、心と体を癒やすお手伝いもしています。色が持つパワーは侮れません。自律神経にも働きかけるので、脳腸セラピーには欠かせない要素です。

3章で基本習慣として「深呼吸」をあげました。深く呼吸をするだけでも気持ちは落ち着きますが、ピンクを思い浮かべながらするとやさしい気持ちや幸福感が増します。ピンクは女性ホルモンの分泌を促す効果があり、女性らしさがアップすると言われています。もし、婚活中ならぜひピンクを身につけてください。洋服はかわいすぎて恥ずかしいという人は、下着をピンクにするのがおすすめです。

色は自分に足りないものを手軽に補えるサプリメントのようなもの。上手に活用してください。思考や感情に働きかけるおすすめの色をご紹介します。

・ピンク

やさしさ、思いやり、幸福感をあらわす。気持ちを落ち着かせるときに。

・オレンジ

コミュニケーション力をサポート。

リビングに取り入れれば、家族の会話が増える。

・レッド

情熱や生命力、元気をチャージしたいときに。体感温度が上がる。

・グリーン

リラックス効果がある。部屋に観葉植物を置くと疲れが癒やされる。

・ブルー

信頼感、冷静さをあらわす。たかぶった感情をおさえる。

脳はいいことを忘れがち 幸せを意識的に反復する

人は1日に1~2万個のことを経験すると言われています。しかし、そのほとんどは無意識のまま過ぎ去っていきます。記憶に残っているのは、自分が意識をしてフォーカスを当てた、ほんの一握りのことだけ。それ以外の多くのことは覚えていません。また、脳の特徴として、私たちが記憶に残しているのはつらかったことや危険なことが多く、楽しかったことや笑ったことはあまり覚えていません。「最近、うれしかったことは?」と聞かれてもなかなか思い出せないのは、そのためです。本来脳は、人が安全に生き抜くために危険なことを繰り返さないよう、プラスのことではなくマイナスなことを忘れないようにできているのです。

意識的にプラスのことを覚えている人ほどポジティブ思考になれます。幸せなことを記憶からなくさないために、**反復すること**をおすすめします。心のモヤモヤを書き出すと整理ができてすっきりするとお話ししましたが、幸せなことも書くことや、繰り返し思い出すことで脳にプラスの作用が働きます。

基本習慣のひとつ**「笑顔で1日を終える」**というのは、忘れっぽい脳に幸せを刻みたいという理由もあります。意識的に頭のなかに浮かべるだけでも自分がいかに幸せかを常に認識できるのです。幸せを感じれば、セロトニンが増えて充実した日々を送ることができます。

幸せなことを100個書き出す「幸せリスト」は、自分がいかに恵まれているかに気づくためのものです。幸せの反復は、失敗や悩みなどネガティブなことばかり覚えている脳に、ポジティブを増やしてあげるためのものです。続けていけば、脳のなかでポジティブが勝ち、少しのことで落ち込むことがなくなっていきます。脳は変えられるのです。

頑張りすぎは禁物　ときには心の解放日を設ける

毎日予定を詰め込み、全力投球で活動していると交感神経がたかぶったままで疲弊してしまいます。頑張り屋さんほど腸が疲れて汚れていると1章でお話ししました。いつもアクセル全開で走っていると脳へのストレスがたまり、自律神経のバランスが崩れたままです。

完璧主義の人ほど、ストレスを抱え込んでしまいます。脳腸セラピーにおいても、あれもこれもやらなくてはと頑張りすぎると、それがストレスとなりなかなかいい結果があらわれなくなります。

本書で紹介する思考改革、食ルール、運動はすべて行う必要はなく、**今日できることをできる範囲で**やってみてください。続けたほうが効果は上がりますが、できない日があっても大丈夫。食べ過ぎてしまう日もあるでしょうし、疲れて体を動かせない日もあるはずです。そんなときは、できなかった自分を責めるのではなく、休みができたことに感謝しましょう。「甘いものを食べてしまった」ではなく、「人気のスイーツが食べられてうれしかったな。おいしかった」と前向きな言葉にかえれば、脳は幸せを感じてプラスの方向へ働きます。

我慢しながら続けるのは、つらいものです。「やらなくては」と強制し、義務になってしまうと、ストレスはたまる一方です。ぜひ**「頑張る」は「顔晴る」**に。晴れ晴れした顔と心、体でいることが大切です。つらいと感じたら、心も体もしっかりと休めてくださいね。

緊張したり落ち込んだときの対処法を用意しておく

旅行先で便秘になるのは、環境が変わったことによるストレスも原因です。大事なプレゼンや会議、結婚式でのスピーチ、お稽古の発表会で緊張するとお腹が痛くなるなどダイレクトに腸へ影響を及ぼす人ほど、リラックス法を持っていると悪化する前に防ぐことができます。

緊張をほぐすには「ゆらす」ことがおすすめです。68ページで紹介した「体ゆらし」はあお向けになって行いますが、立ったままでも座ったままでも可能です。骨盤まわりを左右に動かすことで体幹がゆれ、緊張でかたまった体をゆるめてくれます。力が抜けると心の緊張もすっととれ、たかぶりもおさまります。

また、緊張すると交感神経が優位になって、血管が収縮し手足が冷たくなりがちです。**体が冷えると心も冷えてネガティブモードになりやすい**ので、早めに対処しましょう。たとえば、体をあたためるためにホットドリンクをゆっくりと飲むと緊張も落ち着きます。目を閉じ、木々などの緑色を思い浮かべながら深呼吸を繰り返すとリラックスできますよ。

落ち込んだりネガティブモードになったときには、好きな音楽を聴いたり、お気に入りのアロマの香りをかいだりして、心がやさしくなることをしてみてください。

普段から自分が好きなものやホッとすること、没頭できる趣味を知っておくとマイナス思考になるクセも変えていくことができます。ちょっとした工夫で心のベクトルは上向きになるのです。

心が下を向いたときは、**セルフハグをして自分自身をやさしく包み込んであげる**ことも大切です。

5章

健やかな腸の土台をつくり善玉菌を育てる食ルール

情報をアップデートして腸内環境を整える

私は10代のころ、食べなければ痩せると思い、極端に食べる量を減らしたり、低カロリーの○○だけ食べるダイエットをたくさんしてきました。今はメディアでも健康的に痩せましょうという提案が主流ですが、当時はこれだけ食べれば短期間で痩せられるというダイエットが流行っていて知識がなかった私は、その情報を安易に信じて手を出していました。確かに痩せられましたが、過度な食事制限は長くは続きません。それでも「痩せなくては」という強迫観念にかられ、メンタルも不安定に。栄養が偏り体調もすぐれず、美しさからは遠ざかるばかりでした。

苦い経験から栄養大学で食について学び、日々の食生活がいかに大切かを知りました。「今日食べたものが5年後、10年後の自分をつくる」とよく言われますが、腸内環境においては**「今日食べたものが明日の自分をつくる」**と言っても過言ではありません。口から入った食べ物が胃や腸で消化・吸収されて排泄されるまでに24～72時間かかります。食べた数時間後には腸内に影響を与えているのです。ということは、何歳からでも改善することはできるわけです。加齢による機能低下は避けられませんが、老化を遅らせることや、便秘になりにくい腸を育むことは不可能ではありません。

腸内環境を左右する腸内細菌については解明されていないことが多く、日夜研究が進んでいます。腸を整える効果が期待できる腸内細菌も次々と見つかっています。腸活に終わりはありませんので、新情報をキャッチしながらきれいな腸を維持しましょう。

善玉菌の好物を知りイキイキとした腸を育む

腸のなかには無数の細菌が棲《す》みついています。それを腸内細菌と呼び、体にいい働きをする「善玉菌」、悪さをする「悪玉菌」、そのときどきで優勢なほうに味方をする「日和見菌《ひよりみ》」の3つに分かれています。

善玉菌は食べたものをエサとして発酵・分解し、体にいい物質を生み出します。**免疫力を高める、アレルギーや病気を防ぐ、ビタミンをつくるなど健康維持には欠かせない菌**です。一方、悪玉菌は食べ物を腐敗させ有害物質を出します。過剰に発生すると便のにおいがきつくなったり、病気を招いたり悪さをするのです。ただし、悪玉菌にも体に必要不可欠な役割があるので、ゼロにはせず、善玉菌より増えないようにするのがポイントです。

腸内細菌のバランスを保つためには、それぞれのエサとなる好物を知ることです。善玉菌が喜ぶものは積極的にとり、悪玉菌の好物は控えることで腸内環境が整います。

便は腸からのラブレター。便のにおいをチェックすることで、腸内細菌のバランスを知ることができます。いつもよりにおいが強くなったというときは、悪玉菌が優勢になっている可能性が高いので、食を見直す必要があります。


腸内細菌の構成は一人ひとり異なります。ということは、腸内細菌にいいとされる食べ物、菌も人それぞれ。○○がいいからと食べはじめたら、2〜4週間は体調を注意深くチェックしましょう。自分の腸に適していれば、不調が改善されていきます。また、**偏った食事ではなく種類豊富に食べること**で、さまざまなタイプの菌を取り入れることができます。菌のバリエーションが増えると、腸内細菌の働きが活発になり健《すこ》やかな腸に変わります。

腸にストレスを与える食べ物・飲み物は避ける

腸内環境が悪化したなかに、善玉菌が喜ぶ食べ物を入れても菌はなかなか育ってはくれません。水分や栄養がない土では野菜が育たないように、**腸内も汚れがたまっていては善玉菌の活動がさえぎられてしまいます**。そのために、まずは悪玉菌の大好物である食べ物・飲み物を減らすことからはじめましょう。体を冷やすものも自律神経を乱して腸の活動を鈍らせるので控えてください。

サロンでは、まず飲み物をかえることを指導しています。飲み物は1日のうち何回も口にするので、少しの意識改革で変化を感じやすいのです。

体を冷やすカフェインは1日1〜2杯までに

コーヒーだけでなく、紅茶や緑茶、ウーロン茶にもカフェインが含まれています。眠気覚ましにコーヒーを飲むことが多いと思いますが、これはカフェインの覚醒作用に期待したもの。交感神経を優位にさせるので、飲み過ぎると血管が収縮して血流が悪くなり冷えにつながります。自律神経のバランスも乱れて、腸へも悪影響を及ぼすのです。**カフェイン入りの飲料を飲むなら1日1〜2杯に**してください。夜に飲むと脳が興奮して眠りが浅くなるのでなるべく控えましょう。

コーヒーを何杯も飲むのが日課になっている人は、カフェインレスのものに変えることからはじめてください。紅茶や緑茶のかわりには**ハーブティーがおすすめ**です。自分の好みにあった味、香り、季節や気分によって種類を変えると楽しんで続けられます。ちなみに私は月桃茶、ルイボスティー、トウモロコシのひげ茶、びわの葉茶などを飲んでいます。

消化・吸収しにくい添加物は極力入れない

忙しいときはインスタント食品や加工食品、コンビニ食が頼りになりますね。手間をかけずにお腹は満たされますが、これらのなかには添加物が多く含まれるため、腸への負担が大きくなります。**保存料や着色料、甘味料などは体に残りやすく、**悪い菌が増える一因になると言われています。

食べ物を買うときは原材料の欄をチェックして、見慣れないカタカナがないかを確認してください。それが添加物です。

ゼロにすることは難しいので、少しずつ減らしていきましょう。最初にできるのが、**調味料を無添加に変えること**です。しょう油やみそなどよく使う調味料から変えれば、かなり減らすことができます。お惣菜やお弁当を買うときは、**賞味期限が短いもの**を選ぶようにしてください。また、手作り惣菜店で買うと保存料などが少なくすみます。清涼飲料水やアルコールにも添加物は含まれているので、とり過ぎには注意してください。

悪玉菌の大好物・白砂糖よりてんさい糖に

甘いものを食べると幸せな気分になりますが、精製された白砂糖はとり過ぎると体を冷やす作用があります。原料であるさとうきびは、沖縄など南の地域でつくられているもの。あたたかい地域で育つ作物は体を冷やしやすいと言われています。また、精製過程において人工的な加工がされているので、腸の働きに悪影響を及ぼします。なんといっても白砂糖は悪玉菌の大好物。過剰摂取は腸内細菌のバランスを崩し、腸のむくみやつまりにつながります。血糖値が上がりやすく、依存性も高いので避けたいものです。

白砂糖は知らず知らずのうちにとっていることが多いもの。ケーキなどのスイーツやジュースには多量に入っているものもあるので、控えめにしましょう。コーヒーやお茶を飲むときも白砂糖を入れないようにしてください。

家で使う甘味料はてんさい糖やオリゴ糖に変えていきましょう。オリゴ糖は善玉菌のエサとなり、腸内環境を整えてくれます。

食べる時間、順番を変えて腸のオーバーワークを防ぐ

血糖値が上がりやすい白砂糖は避けましょうとお伝えしました。というのも血糖値が急上昇すると、すい臓から大量のインスリンが分泌され、太りやすくなるだけでなく、血管や内臓にもダメージを与えるからです。一気に血糖値が上がると、下げなくてはとインスリンがさらに頑張り急降下し、低血糖状態に。すると脳にも影響を及ぼし、イライラや倦怠感を招きますし、自律神経も乱れます。血糖値の急上昇を防ぐには、食べる順番を変えることです。

腸の消化・吸収活動に負担をかけないためには、食べる時間帯もカギになります。

みそ汁↓野菜↓魚肉・豆類↓炭水化物の順が理想

ダイエットコーチとしても食事指導をしていますが、**みそ汁を最初に飲む**ことをおすすめしています。胃腸をあたため、消化活動がしやすいようにするためです。次に食物繊維が豊富な野菜を食べることで、糖の吸収をゆるやかにする効果があります。みそ汁に野菜や海藻を入れれば、一石二鳥です。次に魚肉や豆類のタンパク質、最後にお米などの炭水化物を食べます。

血糖値をコントロールすることは、血管への負担をなくし生活習慣病の対策にもなります。格闘家だった夫が減量をするときには、この方法を取り入れていました。筋肉量は落とさず、するすると体重が落ちるのです。食べる量を減らさなくてもいいので、栄養不足に陥《おちい》ることもありません。女性は筋肉量が少なく体が冷えやすいので、**野菜は生よりも温野菜や根菜**をとるようにしたほうがいいでしょう。

この順番で食べると満足感が得られ、食べ過ぎてしまうこともなくなり腸への負担も減ります。ゆっくり噛《か》んで食べることも意識してください。

朝は軽く、昼にエネルギー補給を

東洋では、**午前中は排泄の時間**と考えられています。朝食は腸を刺激して排便を促すために大切ですが、消化が悪いものは避けましょう。旬の果物やヨーグルトなど腸の働きをよくする食べ物がおすすめです。

活動的な昼は、炭水化物をとりエネルギーをチャージ。定食スタイルなら、野菜、タンパク質、炭水化物がバランスよくとれます。もし、スイーツが食べたいと思ったらランチの後にしましょう。我慢はストレスとなり、体にとって毒になります。お腹が満たされたときに食べれば、食べ過ぎることがなく心も満足。夜に食べたいということがなくなります。

夜は体を休めるだけなので、野菜とタンパク質がとれる具だくさんみそ汁や鍋がおすすめです。

現代人の生活スタイルでは夕食がメインになりがちですが、昼に食べたいものをしっかりと食べれば、夜は少量でも満たされます。

お腹が空いたときがベストタイミング

食べ物を次から次へと処理するために、胃腸は絶え間なく働いています。食事と食事の間隔が短いほど、処理しきれずに負担がかかってお疲れモードに。腸のお掃除タイムをとるために、4~5時間はあけたいところです。**理想は、空腹を感じたときに食事をすることです**。ただ、会社勤めなど決まった時間で動かなければいけない方は、3食で食事量を調整して胃腸に負担がかからないようにしてください。お腹が重たいのに、12時だからと無理に食べるのは避けましょう。

夕食は、寝る3~4時間前にはすませておきたいところです。残業で夜遅くなったときは、脂っこいものを避けて量も少なくするなど調整してください。消化がよさそうなものでも要注意。たとえばうどんは、材料となる小麦に血糖値を上げる糖質が含まれています。内臓や血管に負担をかけますので、控えめにしましょう。野菜たっぷりのみそ汁やスープがおすすめです。

善玉菌にパワーを与える4大応援食で腸をきれいに

腸内では善玉菌と悪玉菌が勢力争いをしています。**善玉菌が勝てるように、毎日応援をするのは腸内細菌の主《あるじ》である自分**です。応援方法は簡単。菌そのものと、菌のエサとなる食材を積極的に食べることです。それが**「発酵食品」「食物繊維」「オリゴ糖」「オメガ3脂肪酸」**。

インスタント食品やコンビニ食、揚げ物、アルコールなどを多くとっている人は、悪玉菌が優勢になりがちです。今日から4つの善玉菌応援食をとり入れ、悪玉菌が育ちにくい環境づくりを目指しましょう。1日1回といわず、毎食とり入れるのが、腸内細菌のバランスを整える近道です。

発酵食品で善玉菌を直接とり入れる

腸の働きを促し、免疫力を高める善玉菌は、普段食べている発酵食品のなかに含まれています。納豆、ぬか漬け、キムチ、ヨーグルトは有名ですね。日本人が昔から親しんできた調味料のみそ、しょうゆ、酢、みりんも発酵食品の仲間です。美容効果が高いと注目を集めている甘酒もそう。

善玉菌のひとつ乳酸菌は「植物性」と「動物性」があり、植物性のほうが腸まで届きやすいと言われています。みそ、納豆、ぬか漬け、甘酒は植物性乳酸菌が含まれているので、積極的にとりたい食材です。ヨーグルトやチーズは動物性乳酸菌です。ヨーグルトはブランドごとに菌が異なります。自分に合った菌を見つけるには、同じヨーグルトを2〜3週間食べ続けることです。便の状態や体調がよければ、合っているということです。

同じような菌ばかりとるのではなく、**種類豊富にとることで免疫力が高まります**。菌は腸のなかで定住することはないので、毎日続けてとることが大切です。

便をするりと出すなら食物繊維

腸をきれいにするために必ずとりたいのが**食物繊維**です。**善玉菌の好物となるエサ**で、これをもとに発酵し腸内の働きをよくしてくれます。また、血糖値の上昇を抑える役割もあります。

食物繊維には水に溶ける「水溶性」と、溶けにくい「不溶性」の2種類があり、便をやわらかくしてくれるのは水溶性です。不溶性は便のかさを増してぜん動運動を促します。

水溶性は海藻、オクラ、長いも、モロヘイヤなど主にネバネバ系、不溶性は穀類、豆類、きのこ類、根菜類です。便がつまって出にくい感じがするときは、水溶性食物繊維をとると便がやわらかくなり、排泄がスムーズに。キウイやバナナ、りんごは水溶性食物繊維が豊富なので、朝食にとるといいでしょう。ただ、含まれている割合が違うだけでたいていの野菜には両方の食物繊維が入っていますので、気にしすぎなくても大丈夫です。

乳酸菌のエサになり善玉菌を増やすオリゴ糖

オリゴ糖は胃や小腸で消化・吸収されることなく大腸までしっかり届き、善玉菌のエサとして大活躍します。オリゴ糖と聞くとシロップ状の甘味料を思い浮かべますが、玉ねぎ、ごぼう、大豆、アスパラガス、にんにく、バナナなどの食品にも含まれています。

白砂糖は血糖値を急激に上げてしまいますが、オリゴ糖は消化されないため血糖値を上げる心配はありません。はちみつにもオリゴ糖は含まれるので、甘みが欲しいときはオリゴ糖やはちみつを使用するといいでしょう。私は「てんさいオリゴ糖」というものを料理に使っています。

オリゴ糖は腸内環境をよくしてくれるのですが、とり過ぎると便がゆるくなることがありますので、注意してください。

善玉菌と菌のエサを一緒にとると効果が高まる

乳酸菌や食物繊維、オリゴ糖はそれぞれ**単体でとるよりもセットで食べることで、より効果を発揮します。**

たとえばビフィズス菌が含まれるヨーグルトと、オリゴ糖のバナナやはちみつを一緒にとると、善玉菌が効率よく増えるのです。

私のおすすめは、みそ汁です。みそには乳酸菌や酵母菌、麹菌など善玉菌が多く含まれています。ワカメや玉ねぎ、ごぼう、ねぎ、きのこ類、オクラなど食物繊維の具材と相性がよく、究極の腸活フードとなります。みそ汁は胃腸をあたためてくれるので、消化活動も促してくれます。

偏った食事にならないように、毎日同じ具材ではなく日替わりにするといいですね。みそ汁なら、材料を切って入れるだけなので手間はかかりません。時間がないときは、1品入れるだけでも十分です。

便の通りをよくしてくれるオメガ3脂肪酸

青魚に含まれるEPAやDHA、アマニ油やエゴマ油のα－リノレン酸といった「オメガ3脂肪酸」。近年、体によいと注目を浴びている良質な油は、腸内環境を整えるのにも有効です。炎症を抑える作用があり、善玉菌が増える環境づくりをしてくれます。また、**腸の潤滑油として便がスムーズに出やすいようサポート**してくれます。

オメガ3脂肪酸は体内でつくることができないため、食べ物からとるようにしましょう。EPAやDHAはイワシやサバなどの青魚に多く含まれています。α－リノレン酸は腸の働きを促すだけでなく、脳の活性化にも役立つと言われています。高血圧など生活習慣病の予防効果も期待できます。

アマニ油やエゴマ油は加熱すると酸化してしまうので、生でとるようにしましょう。ドレッシングとしてとり入れていただくといいですね。

○○がいいに惑わされない
腸の声に耳を傾けて

腸を整えるには○○がいい、○○なら健康的に痩せられると情報にあふれている現代。噂レベルではなく、効果が実証されている健康法であっても、すべてが自分に合うとは限りません。**腸内細菌には個性があります**。一人ひとり体質が異なるので、**自分に合った方法を選ぶこと**が必要です。

○○がいいと聞き、試してみるのは悪いことではありません。続けてみて、お腹の調子が悪いな、不調がよくなる様子がないな、と感じたらその食べ物や健康法はあなたに合わない場合があります。腸活をするうえでも、人によっては合わないものがあるので、いくつかご紹介します。

日本人は乳製品を消化するのが苦手

ヨーグルトは腸内環境を整える代表選手ですが、なかには消化できずに便秘や下痢になる人もいます。牛乳を飲むとお腹を下す人もいますよね。それは、牛乳に含まれる「乳糖」を分解する「ラクターゼ」が少ない人が日本人には多いと言われているからです。ヨーグルトに含まれる動物性乳酸菌もうまく消化できない人がいるので、2〜3週間食べ続けても調子がよくならないときは、一旦やめましょう。

では、「乳酸菌は何からとったらいいの？」と思いますよね。私のおすすめは**豆乳でつくったヨーグルト**です。植物性乳酸菌なので、腸にしっかりと届きます。私はオリゴ糖やくるみ、フルーツを加えて朝食にしています。

食物繊維が豊富な玄米は消化不良になりやすい!?

玄米は食物繊維、ビタミン、ミネラルが豊富で栄養価が高いと注目を集めています。定食屋さんやお弁当屋さんでも白米か玄米かを選べるところが増えました。

白米よりも硬く、噛《か》みごたえがあるので満腹感が得られやすい、食物繊維が豊富で便通にいい、とダイエットや腸活でも人気の食材です。しかし、食べ過ぎると消化しきれずにカスが腸内に残ってしまいます。不溶性食物繊維が多いので、硬い便になり、つまりの原因にもなります。

消化不良を防ぐにはよく噛むことです。また、3分づき、5分づきなどにして食べるのもおすすめです。白米の場合は食物繊維をしっかりとれるように、アワ、キビ、黒米、押し麦などの雑穀を混ぜるのもいいですね。

過度な糖質制限は便秘のもとです！

女性に限らず男性の間でもダイエットの定番になっている糖質オフ。ご飯、パン、麺、根菜類、イモ類などの炭水化物を抜くダイエット方法ですが、ストイックに取り組むと腸内環境が乱れてしまいます。というのもご飯や根菜類は糖質だけでなく食物繊維が含まれているからです。善玉菌の働きが悪くなるだけでなく、便の材料がなくなり便秘になってしまいます。

ラーメンやうどん、パスタなど炭水化物がメインの食生活は避けていただき、主食と副菜をバランスよく食べればそれほど気にすることはありません。**糖質オフをするなら、夕食だけにしましょう**。夜は寝るだけなので、たくさんのエネルギーは必要ではありません。寝ている間の胃腸の消化・吸収活動にも負担をかけずにすみます。

水分のとり方次第で腸の動きが変わる

腸内環境が健《すこ》やかな人の便は、表面がなめらかで適度なやわらかさがあります。それは、健康な便は80％が水分でできているからです。菌のエサや便のもととなる食べ物だけでなく、**水のとり方にも気をつけることで、腸のトラブルを回避することができます。**

水の摂取量は1日1・5リットルが目安と言われています。食事からも水分がとれるので2リットル以上飲むと過剰摂取になり、むくみやすくなるので注意してください。

腸にとって効果的な水のとり方をご紹介します。

朝、起きたらうがいをして1杯の水を飲む

起き抜けにコップ1杯の水を飲むと、胃腸が刺激されてぜん動運動を促すというのはよく知られたお話です。

でも、起きてすぐに飲むのはちょっと待ってください。起きたばかりの口のなかの状態はどうですか？　少しネバネバしていませんか？　それは寝ている間に口内細菌が繁殖しているからです。そのままにしておくと、口内から血管や唾液を通して全身に運ばれていきます。唾液から胃に入った口内細菌のほとんどは殺菌されますが、少量は腸に送られるそうです。

まずは口をゆすぎ、うがいをしましょう。私は寝る直前と起きてすぐに歯磨きをしています。**口内を清潔に保つことも、腸内環境を整える手段のひとつです。**

白湯を飲むなら午前中と夜に

冷えた体を内側からあたためてくれる白湯。胃腸があたたまると、消化・吸収の活動がよくなります。ぜん動運動を促すだけでなく、利尿作用もあるのでデトックス効果が抜群です。ただし1日中白湯ばかり飲んでいると、体のなかの必要なものまで流れてしまうことがあります。**デトックスタイムである午前中と、リラックスするために夜に白湯を飲むようにしましょう。**

食物繊維がとれるこんぶ水で快腸

私が毎朝飲んでいるのは、こんぶ水です。こんぶに含まれる水溶性食物繊維が腸を整え、便秘知らずに。美肌や美髪にもつながります。

つくり方は、500ccの水に出汁用こんぶ（約10×5センチ）を1枚入れて、一晩置くだけです。1回で3～4日分つくれて、冷蔵庫で保存可能です。

小腹が空いたら
脳を活性化するおやつを

きちんと食事をとっていても、小腹が空くときはあるもの。そのときにスナック菓子や甘いものを食べると、せっかく腸にいい食べ物をとっていても振り出しに戻ってしまいます。おやつを欲したときに選びたいのは、腸だけでなく脳にもいい食べ物です。

腸のお掃除タイムを邪魔しないよう、ぐぅ〜っとお腹が鳴っていたらおさまるまで待ってから食べてください。脳や腸にいいからといって、たくさん食べるのはNG。どんなことでも「過ぎたるはなお及ばざるがごとし」です。

カカオ70%以上のチョコは老化防止にも

チョコレートには2種類あると思ってください。原材料に砂糖・カカオという順番で書かれているものは、「黒い色をした白砂糖の塊」と私は考えています。白砂糖は悪玉菌の大好物なので、腸内環境を乱す原因になってしまうのです。脳にもダイレクトに刺激が加わって興奮状態に陥《おちい》り、反動でイライラすることもあります。依存性が高いので、やめられなくなる恐れも。

チョコレートを欲したら、カカオ70%以上のものを選んでください。私はこれを**「美容チョコ」**と呼んでいます。高カカオチョコレートはポリフェノールが豊富で、脳を活性化する働きがあります。また、抗酸化作用もあるので、体のサビを防ぎアンチエイジングにもつながります。

食べごたえのあるナッツやドライフルーツも◎

炎症を抑え、便の潤滑油として活躍するオメガ3脂肪酸はナッツ類にも含まれています。クルミやナッツに含まれるα-リノレン酸は、脳の活動にも欠かせない脂質です。ナッツはキャラメルなどでコーティングがされていない、素焼きを選んでください。

糖分を欲しているときは、砂糖不使用の**ドライフルーツ**がおすすめです。**善玉菌のエサとなる食物繊維がしっかりととれるので、お腹も喜びます**。私がよく食べるのはデーツ(ナツメヤシの実)。鉄分やカリウム、ビタミン類、食物繊維が豊富に含まれているスーパーフードです。

ナッツもドライフルーツも噛《か》みごたえがあるので、少量でも満足感が得られます。仕事の休憩時にハーブティーと一緒に食べればリラックスができ、自律神経を整えるのにもぴったりです。

薬膳の考えを取り入れ偏りのない食生活にする

バラエティに富んだ食事内容が、腸内細菌のバランスを保つ秘訣です。しかし、偏りのない食事、１日30品目と言われても現実には難しいものです。何を食べたらいいのかと迷ったときは、東洋医学に基づく食事法である「薬膳」を取り入れてみましょう。薬膳といっても特殊な食材も面倒な調理も必要はありません。**5つの色、5つの味**を意識して取り入れることも薬膳ととらえてください。

「五味五色」は、肝《かん》・心《しん》・脾《ひ》・肺《はい》・腎《じん》の五臓と、**胆《たん》・小腸《しょうちょう》・胃《い》・大腸《だいちょう》・膀胱《ぼうこう》の五腑**と関係しています。１３４ページの対応表をご覧ください。

カラフルな食卓を目指してバランスよく

お弁当をおいしく見せるには彩りが大切と言われますが、普段の食事も同じこと。茶色ばかりにならず、青（緑）、赤、黄、白、黒の五色を取り入れてください。外食時にメニューを決めるときも、この五色が入っているかを基準に選ぶといいでしょう。色に対応する食材をピックアップしました。

青：ピーマン、ブロッコリー、小松菜、ニラ、春菊
赤：にんじん、トマト、クコの実、クランベリー、小豆
黄：かぼちゃ、さつまいも、大豆、アワ、柑橘類
白：大根、山芋、レンコン、梨、白菜
黒：しいたけ、ごぼう、黒豆、こんぶ、黒ごま

五味は酸っぱい、苦い、甘い、辛い、塩辛いです。酸っぱいものだけ、辛いものだけを食べるのではなく、味つけも偏らないよう意識してください。

【五臓五腑の表】

起こりやすい不調：
イライラ、じんましん、眼精疲労
おすすめ食材：
ピーマン、ブロッコリー、小松菜、ニラ、春菊

起こりやすい不調：
冷え、頻尿、耳鳴り
おすすめ食材：
しいたけ、ごぼう、黒豆、こんぶ、黒ごま

起こりやすい不調：
息切れ、高血圧、不眠
おすすめ食材：
にんじん、トマト、小豆
クコの実、クランベリー

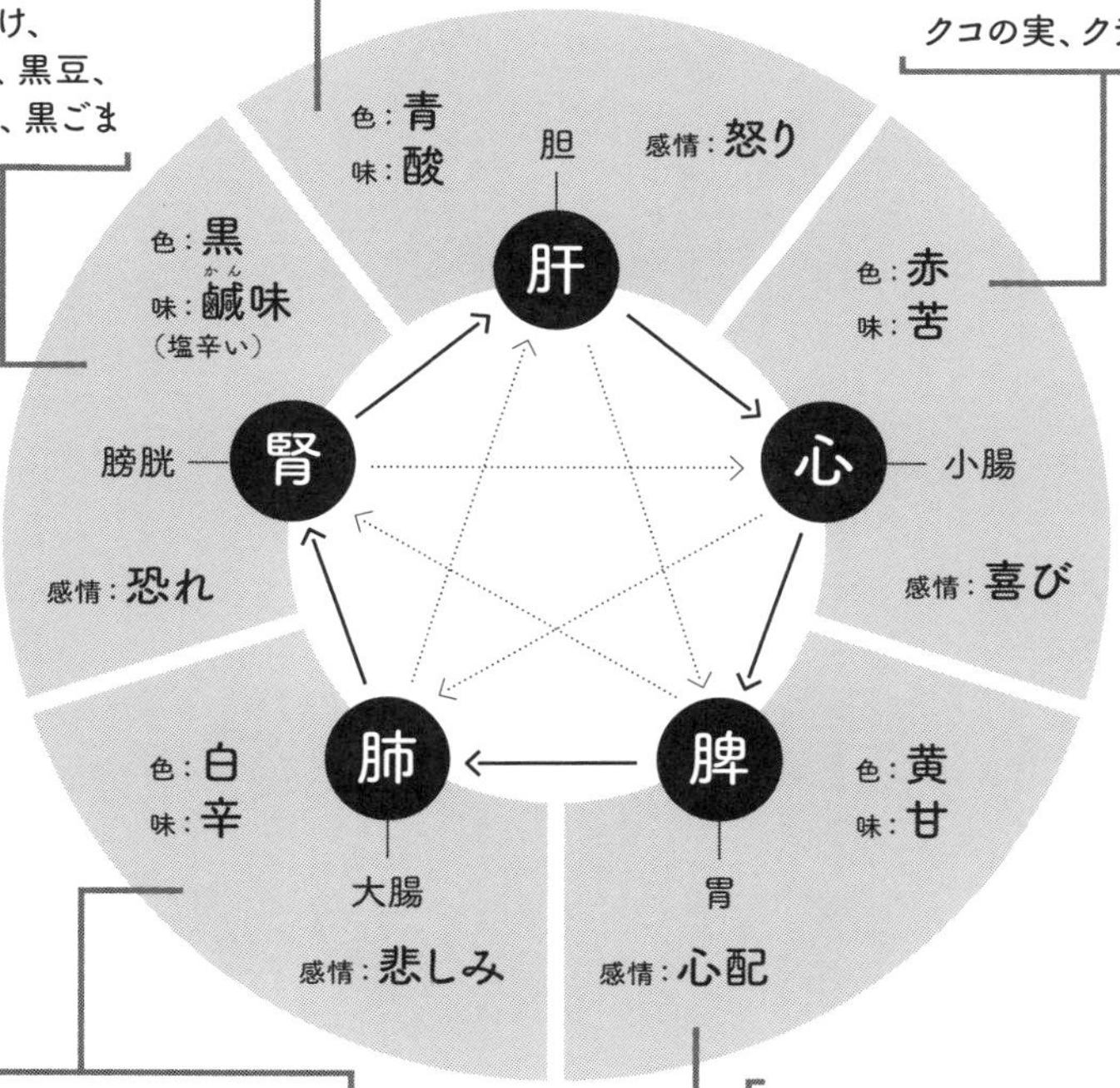

起こりやすい不調：
咳、アレルギー、肌トラブル
おすすめ食材：
大根、山芋、レンコン、梨、白菜

起こりやすい不調：
食欲不振、口内炎、むくみ
おすすめ食材：
かぼちゃ、さつまいも、大豆、アワ、柑橘系

→ 相生（促進する関係）
⋯> 相剋（抑制する関係）

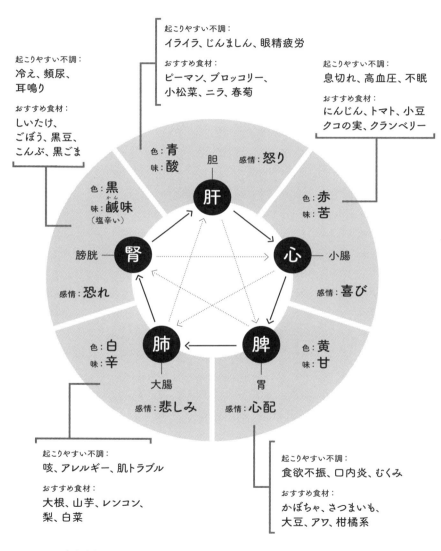

1週間単位で調整をすれば無理なく続けられる

1日に30品目をとるのはハードルが高く感じますが、1週間でならどうでしょう。スーパーでまとめ買いをして食材を使いまわせばトータルで30品目はとれそうな気がしませんか。**腸を整えるには無理をしないことが一番**なので、できる範囲で品数を増やしていきましょう。

仕事や友人との会食で食べ過ぎたときは、翌日の半日をデトックスにあて調整をしてください。**暴飲暴食の調整は日をあけないことが大切です。**

〇〇だけを食べるのは病気のもとです

体にいいからといって、ひとつの食品だけを食べ過ぎるのはよくありません。納豆は腸を整える代表的なものですが、私は1日に1パックだけいただくようにしています。偏食は自律神経のバランスを崩しているあらわれです。辛いものを異常に欲する人は内臓だけでなく、心のストレスも抱えているかもしれません。

繰り返しになりますが、**体の声に耳を傾け不調サインを見逃さない**ようにすることが、病気を防ぐためのカギになります。

6章

筋力アップ、血流改善で腸を活性化

腸を支える筋肉を鍛えするりと出す力をつける

デスクワークで長時間座りっぱなし、移動は電車や車、エスカレーターを使い歩くことが少ない現代人は、運動不足になりがちです。女性はもともと筋肉量が少ないので、意識して使わないと筋力が弱くなり、体を支えられず片足重心や猫背になってゆがみが生じます。骨格のバランスが崩れるということは、内臓の位置のズレにつながり、正常な働きができなくなります。特に背中を丸めた姿勢がクセになると、腸は圧迫され続けて下がってしまいます。腸は管になっているので、つぶれると運ばれてきた消化物のカスがつまって便秘のもとに。

　腸はお腹のなかでつるされた状態なので、**腸を囲う筋肉を鍛えて下がらないようにすること**が改善策のひとつです。腸を支えているのは「**腸腰筋**《ちょうようきん》」や「**腹横筋**《ふくおうきん》」、「**骨盤底筋**《こつばんていきん》」で、**いわゆるインナーマッスル**と呼ばれる筋肉。簡単にいうと、お腹からお尻、太ももにかけてついている筋肉です。骨盤底筋は肛門をサポートしている筋肉なので、衰えるとスムーズに便を押し出すことができなくなります。運動不足だけでなく、年齢を重ねると筋力が弱まっていきますので、早めの対策が必要です。

　鍛えるといってもハードな運動は、必要ありません。呼吸を整えながら心地よく体を動かせて、普段あまり使わない筋肉に刺激を与える方法をご紹介します。体を動かしたときの振動が腸に伝わり、直接もまなくても動きがよくなります。**適度な運動は心のリフレッシュにもなり、自律神経が整いやすくなるのです。**

　筋肉量が増えると熱を生み出す基礎代謝が上がります。筋肉は血液を送るポンプの役割もありますので、血のめぐりがよくなりいいことだらけです。

深部からあたため副交感神経にスイッチを入れる

前述のように女性は筋肉量が少なく、冷えやすい体をしています。慢性的な運動不足や、ダイエットでの栄養不足、夜ふかし、ストレスなどが重なり冷えを助長。特に手足が冷たい人は自律神経が乱れ、体温調節がうまくできなくなっています。

血のめぐりが悪く冷えているということは、腸のぜん動運動を促す副交感神経の働きが低下しているといえます。腸のなかにガスや便が停滞して有害物質が発生し、さらにめぐりが悪い状態になります。

冷えを自覚していない人でも、ふくらはぎがはっている、足首や手首がかたいと血のめぐりが悪くなっていますので、体を動かしてほぐしましょう。

カイロで体をあたためても、肌の表面が一時的にあたたまるだけで根本の改善にはなりません。部分的に熱くなりすぎると危険を察知し、交感神経が過剰に反応してしまいます。大切なのは表面ではなく、**深部（内臓）からあたためることです**。そのためには筋肉量を増やし、自ら熱を生み出す力をつけること。ゆっくりとお風呂につかり、体の芯まであたたまれば体がリラックスして副交感神経へのスイッチもスムーズに入ります。**腹巻でお腹を保温するのもおすすめです**。

これからご紹介する運動は、家のなかでスペースをとらずにできる方法ばかりです。すべて行う必要はありません。これならできるというものをいくつか選んで毎日続けてください。腸の活動がよくなると同時に、体もすっきり引き締まってきます。

日常の動きで体幹を鍛える

引き上げ姿勢

3章で**「深呼吸」も運動です**とお伝えしましたが、同じように普段の動作が運動に変わるものはまだまだあります。それが**立つ・歩く・座る**ときの姿勢です。意識を変えるだけで、起きている時間のすべてが筋トレに変わるなんてワクワクしませんか。

「背筋をのばすのがいい」とわかっていても、筋力が弱いと重たい頭を支えるのがつらくなり、前かがみになってしまいます。すると、腸が圧迫され便秘の原因に。胸が閉じてしまうため呼吸が浅くなり、酸素を十分に取り込めず日常的に頭がボーッとしたり、血流が悪くなったりと生活の質も低下します。長年しみついたクセを直すには時間がかかりますが、1日のうち5分でも**お腹に意識を向け真っ直ぐ立つ・座ること**を続ければ次第に体は覚えてくれます。

立っているときも座っているときも、そして歩くときも、**天井から頭がつられているようにするのがコツ**です。おへそが縦に引き上げられるイメージをもてば、自然と背筋がのびてきれいな姿勢になります。腸を支えているインナーマッスルが刺激され筋トレにも。イスに座るときは背もたれに寄りかからないようにしましょう。背筋がのびると胸が開き、呼吸が深くなって代謝が上がります。見た目も美しくなるので、一石三鳥！

普段歩くときも大股で歩けば、運動になります。いつもより歩幅を広げ、股関節を大きく動かしましょう。股関節に付随する腸腰筋《ちょうようきん》が鍛えられ、腸を支える力がアップ。テンポよく歩くことで、腸への刺激も加わります。

ポイント

- **おへそが縦に引き上げられるように立つ・座る**
- **いつもより歩幅を広げ、大股で歩く**

下半身を強化し排泄力をつける

四股スクワット

姿勢が悪いだけでなく、運動不足や加齢で腸を囲む筋力が落ちると「落下腸」になり、便を押し出す力が弱くなっていきます。高齢者に便秘が増えるのは、腸まわりの筋力低下がひとつの原因です。**腸腰筋《ちょうようきん》、骨盤底筋《こつばんていきん》など腸まわりの筋肉を効率よく鍛えるには「スクワット」がおすすめ**です。

通常のスクワットよりも足を大きく開き、**力士の四股踏みのように深く腰を落とす「四股スクワット」が骨盤底筋を鍛える**のには有効です。

大きな筋肉が集まっている下半身を鍛えることで、若返りホルモンと呼ばれる「成長ホルモン」や、健康と美肌をサポートする「マイオカイン」の分泌が促されます。四股スクワットは足腰が強くなるだけでなく、若々しさも維持できていいことづくめです。

四股スクワットのやり方

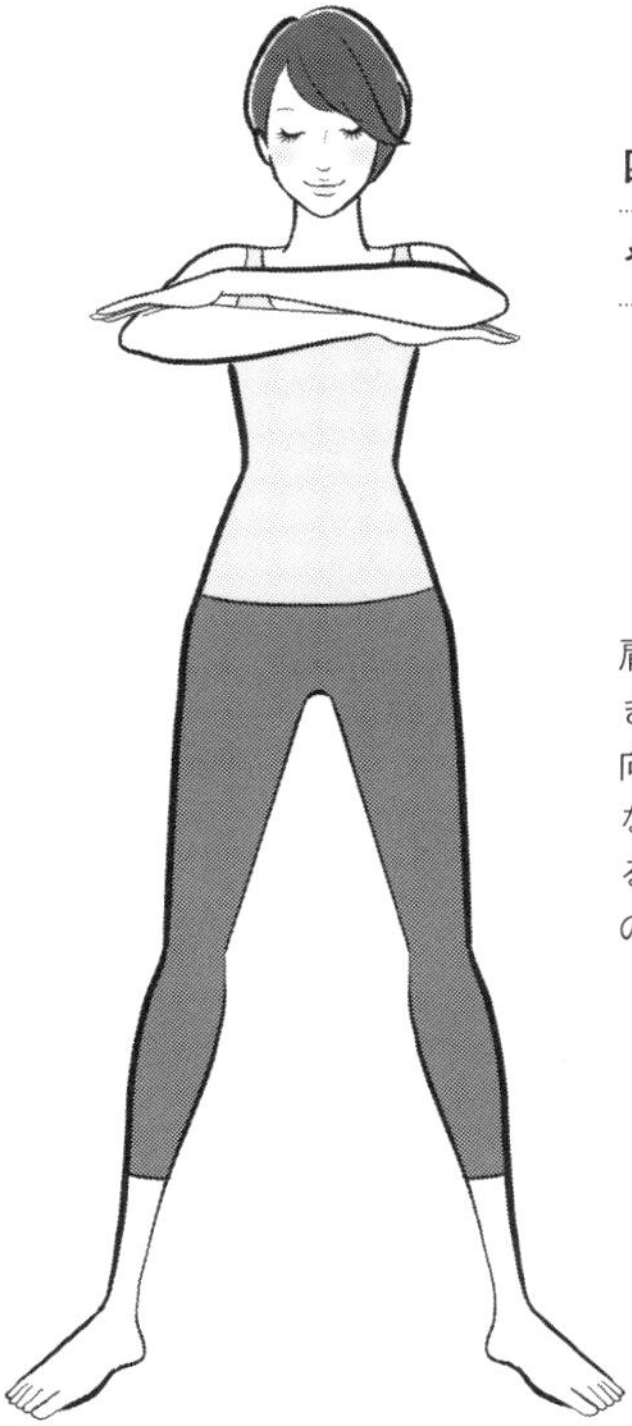

1

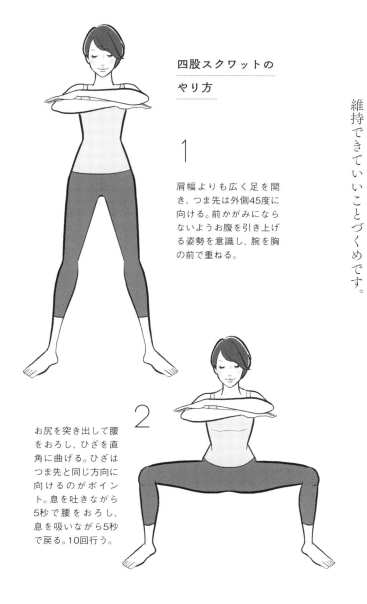

肩幅よりも広く足を開き、つま先は外側45度に向ける。前かがみにならないようお腹を引き上げる姿勢を意識し、腕を胸の前で重ねる。

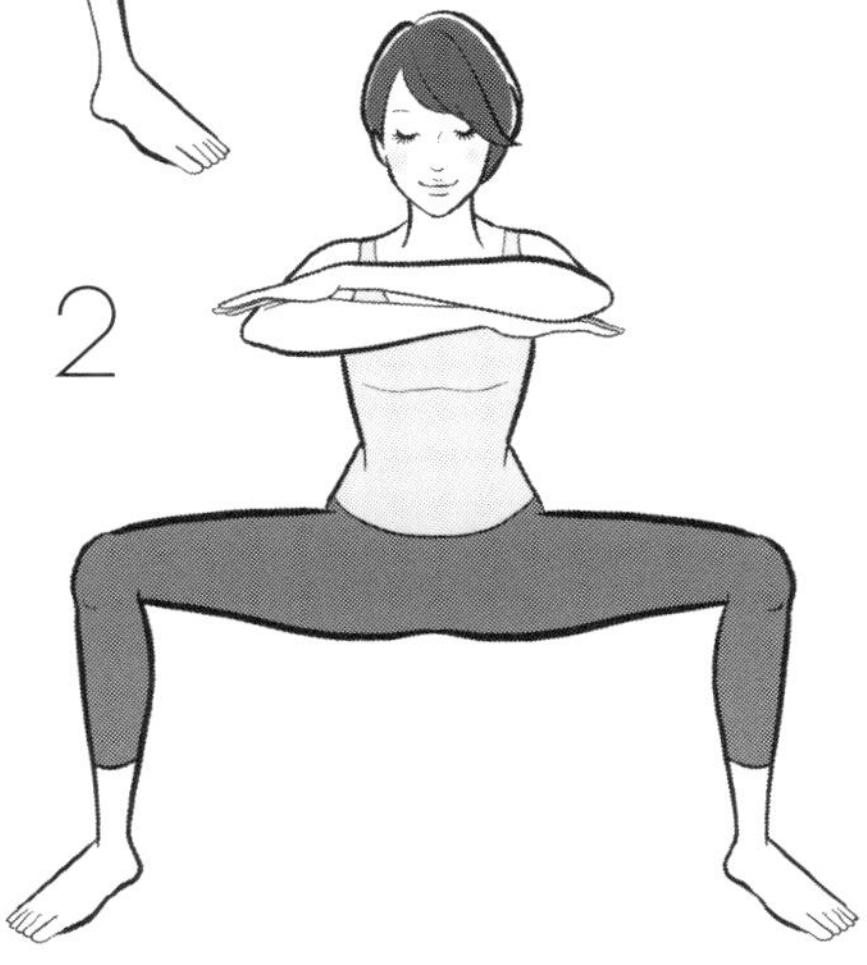

2

お尻を突き出して腰をおろし、ひざを直角に曲げる。ひざはつま先と同じ方向に向けるのがポイント。息を吐きながら5秒で腰をおろし、息を吸いながら5秒で戻る。10回行う。

背中の緊張をゆるめてめぐりをアップ

肩甲骨ほぐし

「脳腸セラピー」を受けにいらっしゃるお客さまの大半は、背中がカチコチです。特に肩甲骨まわりが盛り上がっていて、指が入らないほどの方もいます。背中がかたいと腸もかたく、動きが悪くなってしまいます。まずは肩甲骨のこりをほぐし、血流をよくすることが急務です。

肩甲骨をほぐすにはタオルを使ったストレッチが効果的です。左右の肩甲骨をしっかりと中央に寄せ、背中に刺激を与えます。縮こまっていた胸も開き、呼吸もスムーズになります。**背中の動きがよくなれば、姿勢もよくなり下がっていた腸の位置も戻ってきます**。肩甲骨まわりには**脂肪燃焼を促す**

「褐色《かっしょく》脂肪《しぼう》細胞《さいぼう》」があり、刺激を与えると代謝アップが期待できます。仕事の休憩時や入浴後など1日に何度も行い、やわらかい背中を目指しましょう。

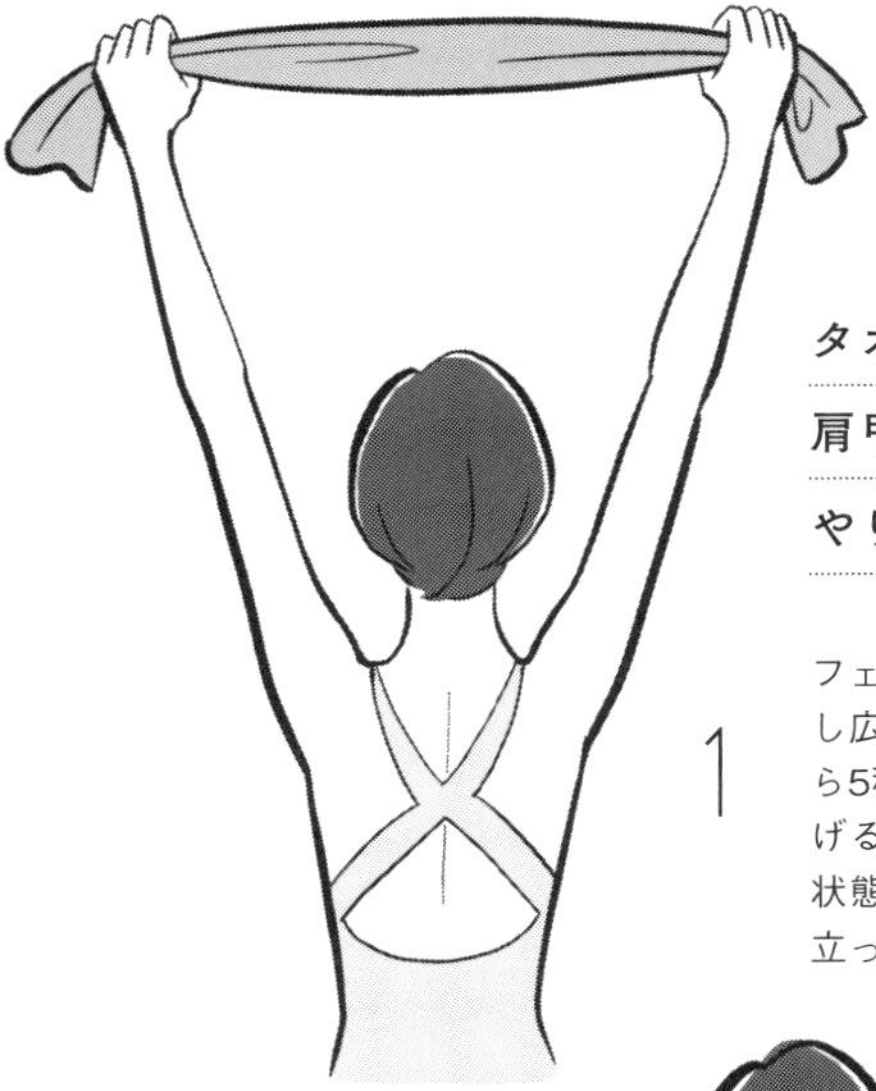

タオルを使った肩甲骨ほぐしのやり方

1

フェイスタオルを肩幅より少し広めに持つ。息を吸いながら5秒かけて両腕を斜めに上げる。タオルはピンとはった状態にする。イスに座っても立ったままでもOK。

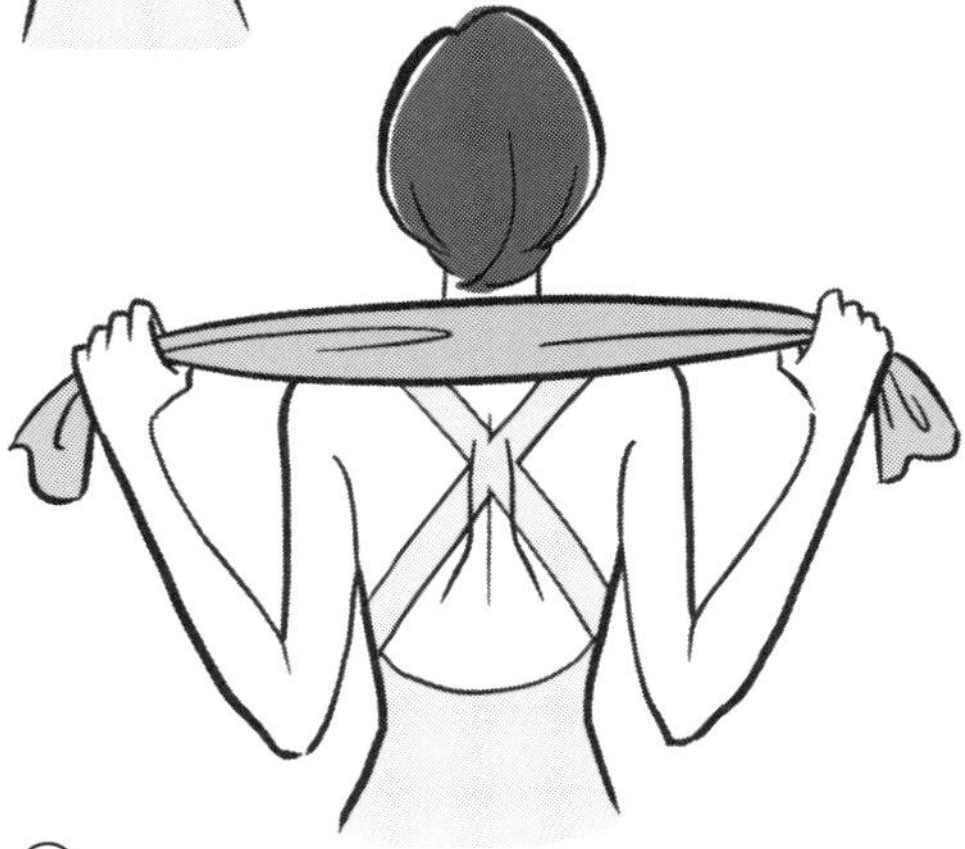

2

息を吐きながら5秒かけて腕をおろし、肩甲骨を中央にぐーっと引き寄せる。顔は真っ直ぐ前を向き、タオルはピンとはったまま腕をおろすのがポイント。10回繰り返す。

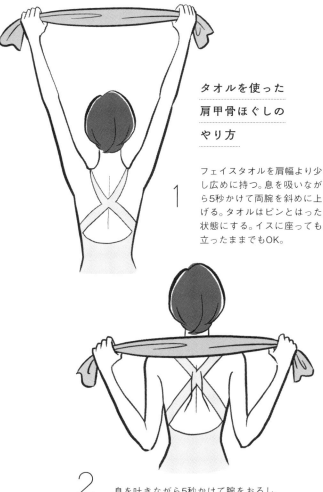

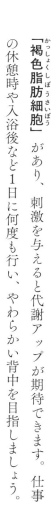

末端のこりをほぐし冷えを解消

手足ぶらぶら

首・手首・足首の3つの首は冷やさないようにしましょうとよく言われますね。首がつくところには太い血管が通っていて、皮膚が薄く熱が逃げやすい部位になります。さらに足首は体の重みがかかり、いつもお疲れ状態。手首もパソコン作業や家事で常に忙しく動いているので負荷がかかっています。気づかないうちにこりかたまり、手足が冷たいと感じるように。

そんなときは手足をぶらぶらと振ってみましょう。マラソン選手が走る前に両手、両足を振っているのを見たことはありませんか？　ぶらぶらと振ることで力みが抜け、リラックスできるのです。特にデスクワークをしていると手首がかたくなっているので、できれば1時間に1回ぶらぶらさせてゆるませてあげましょう。

手からは邪気が抜けていくとも言われています。体にたまった悪いものを払う気持ちで1日の終わりに手をぶらぶらするのもおすすめです。

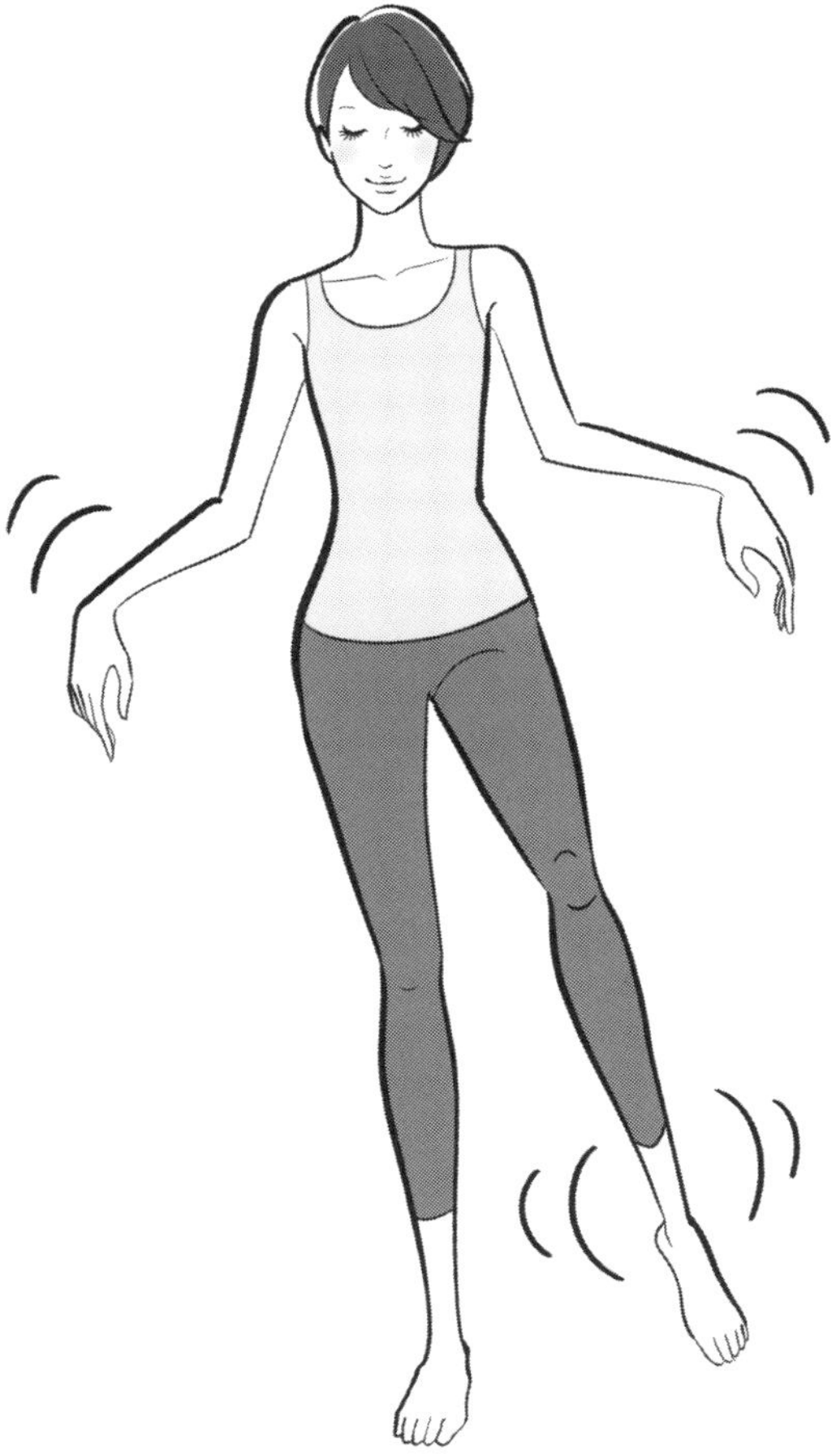

立ったまま手首、足首をぶらぶらと10秒ほど動かすだけ。呼吸は止めずに行う。トイレに行ったときや仕事の休憩時に行えば、リフレッシュできる。こまめに滞りをケアして、むくみを予防。

こりをため込まない簡単習慣

ながらもみ

私は一石二鳥が好きで、普段の生活でも「ながら腸活・美容」をしています。こりは蓄積するとほぐしにくくなるので、「ながらもみ」でこまめに緊張をゆるめて、めぐりのいい体を目指しましょう。

シャンプーは頭ほぐしタイムです

ストレスは頭のこりに直結します。特にイライラや我慢がたまると側頭部がカチコチに。奥歯を噛《か》みしめている人も要注意です。考えすぎの人は前頭筋がこっています。頭全体をくまなくほぐすには、**シャンプーと同時に行う**

のがベスト。指の腹で頭皮をとらえ、こすらずにもみましょう。頭の疲れが取れるだけでなく、顔のたるみケアにもなります。

手洗いのついでにマッサージ

手のひらには各器官につながる反射区があります。親指の腹を使って手のひら全体をもむことで、不調の改善につながります。新型コロナウィルス感染予防で手を洗う回数が増えていますので、手洗いや乾燥ケアでハンドクリームを塗るついでに「手もみ」をしましょう。血行もよくなり体がポカポカとなるのでおすすめです。

手を触ることは、**幸せホルモンのひとつ「オキシトシン」の分泌**につながります。セルフケアでもその効果は得られますが、スキンシップでさらに増えると言われています。家族や友人とお互いにハンドマッサージをするのもいいですね。

腸までしっかりあたためる

20分入浴

頑張り屋さんほど疲れてシャワーですませがちですが、それが便秘や冷えにつながっています。1日頑張った体を癒やし、体の深部まであたためるためには**湯船に20分はつかって欲しい**ところです。

熱いお湯に5分、10分入っても体の表面しかあたたまりません。しかも湯温が高いと交感神経を刺激して、夜の休息モードに入りにくくなります。心地いいと感じる38～40度くらいのお湯に20分入るのが効果的。20分というと長いように感じますが、じっくりとあたたまることで副交感神経にスイッチが入り、血管が開いて深部までポカポカになります。お気に入りの入浴剤やアロマオイルで香りを楽しめば、リラックス効果が高まります。

入浴時間を有効に使うなら足のマッサージがおすすめです。足は心臓から遠く血流が悪くなりやすい場所。ふくらはぎをもめばむくみがとれてすっきりします。かかと周辺には腸の反射区があるので、じっくりもみましょう。

毎日湯船につかるのは面倒という方は、**足湯で下半身から全身をあたためて**ください。バケツや深めの洗面器に40度前後のお湯を入れ、足首の上までつかります。お湯が冷めてきたら、さし湯をして40度前後をキープしながら20分行ってください。足湯ならテレビや動画を見ながら、本を読みながらできるので忙しい人でも続けられます。

汗をかくので、**入浴後はコップ1杯の水を飲んで水分を補給**しましょう。あたたまった体を冷やさないように常温の水にしてください。

ポイント

- 湯温は心地いいと感じる38～40度
- 全身浴、足湯ともに20分はつかること

体をのばして滞りを流す

経絡ヨガ

「経絡《けいらく》」は、五臓六腑につながっている気の通り道です。ここで言う五臓は、内臓のみならず体のあらゆる機能や役割を5つに分けた考えで、さまざまな働きがあります。東洋医学ではツボがポピュラーですが、ツボは「経穴《けいけつ》」とも呼ばれ経絡上にある気の出入り口です。五臓六腑にそれぞれ経絡が通っていて、**気や血のめぐりが悪くなると不調が起こる**と言われています。

経絡ヨガは気の通り道をのばして刺激を与え、滞りをスムーズに流し、元気を取り戻すものです。呼吸を整えながら、**ゆっくりと動くので運動が苦手**

という方でもトライしやすいヨガです。

肺・大腸、脾《ひ》・胃、心《しん》・小腸、腎・膀胱、肝・胆の経絡、それぞれに対応するポーズを次ページ以降でご紹介します。全部行っても10分程度です。時間がないときは、気になるポーズのみでもよいのですが、未病を防ぐためには1~5の順番で行うことをおすすめします。五臓五腑の関係性は134ページでもご紹介していますので、参考にしてください。

朝に経絡ヨガをすれば、呼吸が整いすっきりとした気持ちで1日がはじめられます。夜なら体の緊張やこりがほぐれてリラックスし、深い眠りを得ることができます。準備運動として、肩甲骨ほぐし（146ページ）や手足ぶらぶら（148ページ）を行うと体がほぐれてのばしやすくなりますよ。

経絡ヨガ――❶

肺・大腸経絡

生命維持に欠かせない呼吸を司《つかさ》る肺は、外気に触れることで乾燥しやすい場所。特に秋に乱れやすい経絡です。肺が弱ると喘息など呼吸器系の不調があらわれます。大腸とつながっているので、免疫力を左右し花粉症などのアレルギーにも関与しています。吹き出物や乾燥によるかゆみも肺・大腸の機能低下によるもの。落ち込んだり、ふと切なくなるといった悲しみの感情にも影響を及ぼしています。

こんな不調サインがあらわれたときに

□ 鼻水や咳が続く
□ 便秘ぎみ
□ 吹き出物が治りにくい
□ わけもわからず悲しくなる

肺・大腸の経絡は腕の上外側から手の親指へ、手の人さし指から鼻翼へ至ります。腕をのばして胸を開き、新鮮な空気を取り込みましょう。

肺・大腸経絡のポーズ

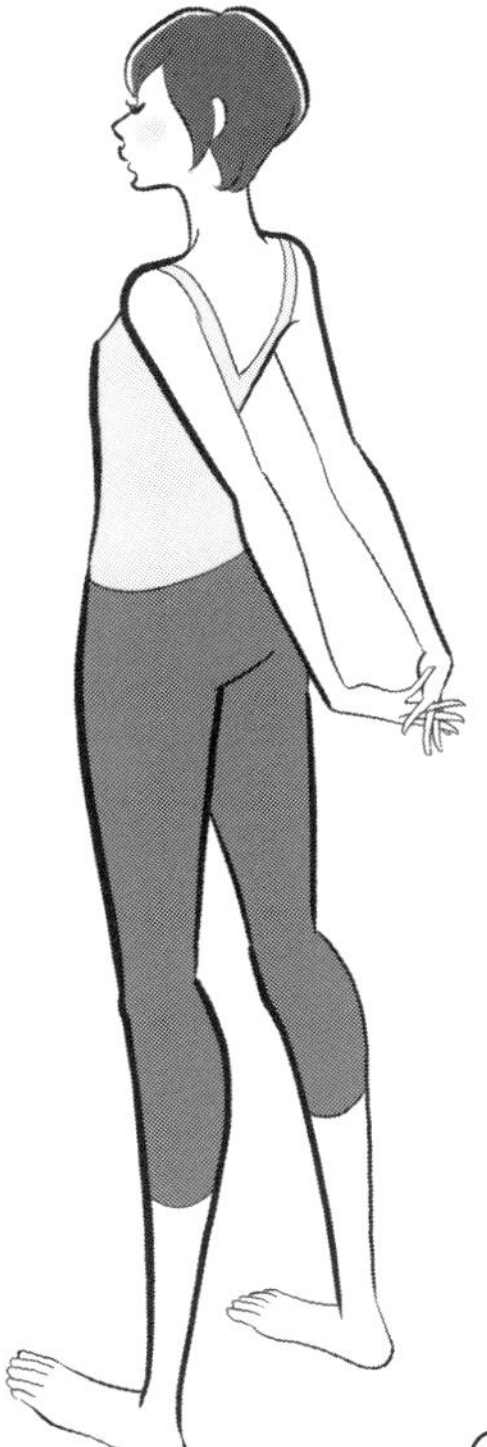

1

足を肩幅に開き、両手を後ろで組んで息を吸う。肩は下げてリラックス。

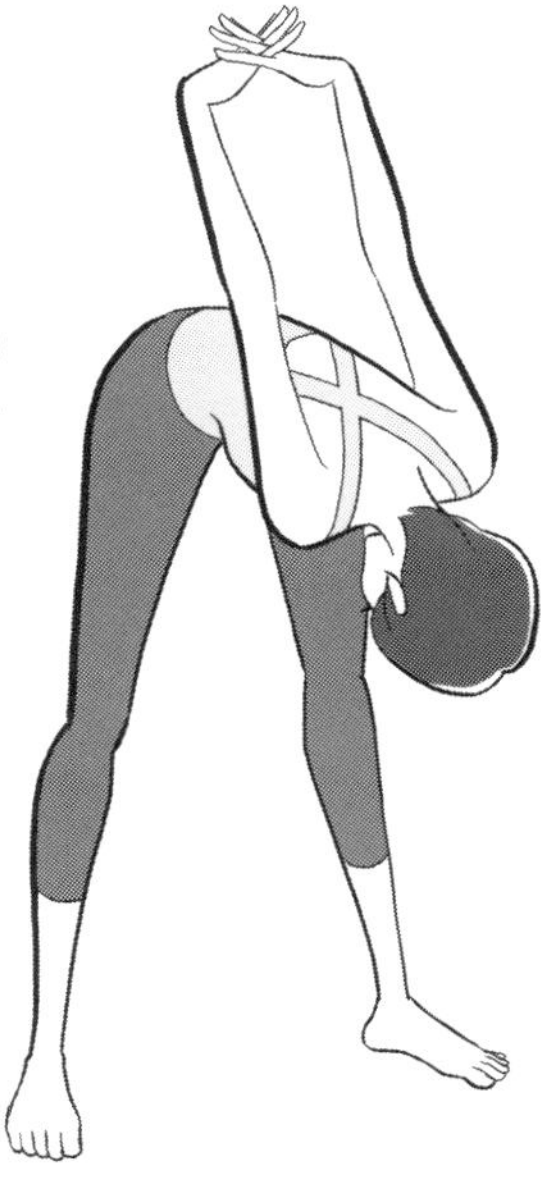

2

ゆっくりと息を吐きながら10秒かけて上半身を前に倒し、両腕を真上にのばす。左右の肩甲骨を寄せるように行う。このとき、ひざは少し曲がっても大丈夫。息を吸いながら5秒かけて上半身を起こす。3回繰り返す。

※血圧が高い人は、頭が下がりすぎないように注意してください。

経絡ヨガ――❷

脾・胃経絡

脾《ひ》は血液から悪いものを取り除いてくれる重要な役割をしています。胃とのつながりから、消化吸収にも影響を及ぼします。脾・胃が弱ると消化不良や食欲不振を招きます。水分の排出も悪くなり、むくみやすく体のだるさにも通じます。やる気が出ない、無気力状態も脾・胃の機能低下が影響していると考えられています。

こんな不調サインがあらわれたときに

□ 体がだるくやる気が出ない
□ 食欲がない
□ むくんで体が重い
□ 口内炎ができやすい

脾・胃経絡のポーズ

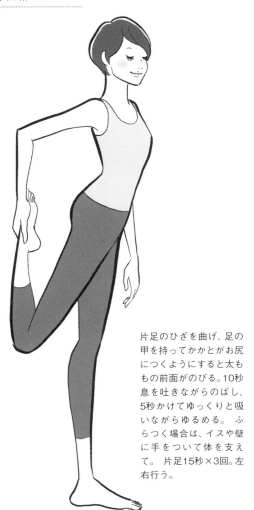

脾・胃の経絡は足の親指から胸の脇へ、鼻の脇から足の人さし指へ至ります。足の前をのばすポーズをとります。

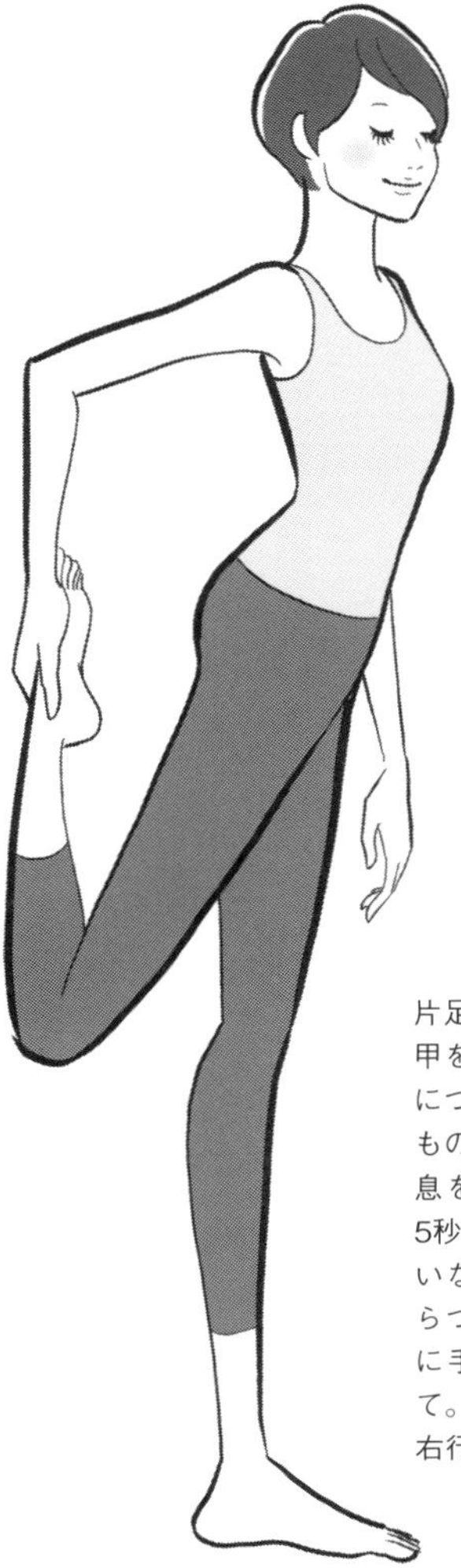

片足のひざを曲げ、足の甲を持ってかかとがお尻につくようにすると太もも前面がのびる。10秒息を吐きながらのばし、5秒かけてゆっくりと吸いながらゆるめる。ふらつく場合は、イスや壁に手をついて体を支えて。片足15秒×3回。左右行う。

経絡ヨガ――③

心・小腸経絡

感情や思考、精神面に影響を及ぼす心《しん》。小腸とつながりをもち、心の状態が腸の働きに大きく左右されるのがわかります。頑張りすぎてストレスをためている人は心・小腸が弱っていて便秘や下痢を引き起こしやすくなっています。動機、息切れ、めまい、耳鳴りなどの不調も心・小腸からきています。寝つきが悪い、眠りが浅い人は、寝る前に行うのがおすすめです。

こんな不調サインがあらわれたときに

□ 集中力がない
□ 眠りが浅い
□ 疲れがとれず倦怠感がある
□ 異常に汗が出る

心・小腸経絡のポーズ

心・小腸の経絡は脇の下から手の小指へ、手の小指から耳の手前へ至ります。肩の力を抜き、深い呼吸をしながら行いましょう。

1

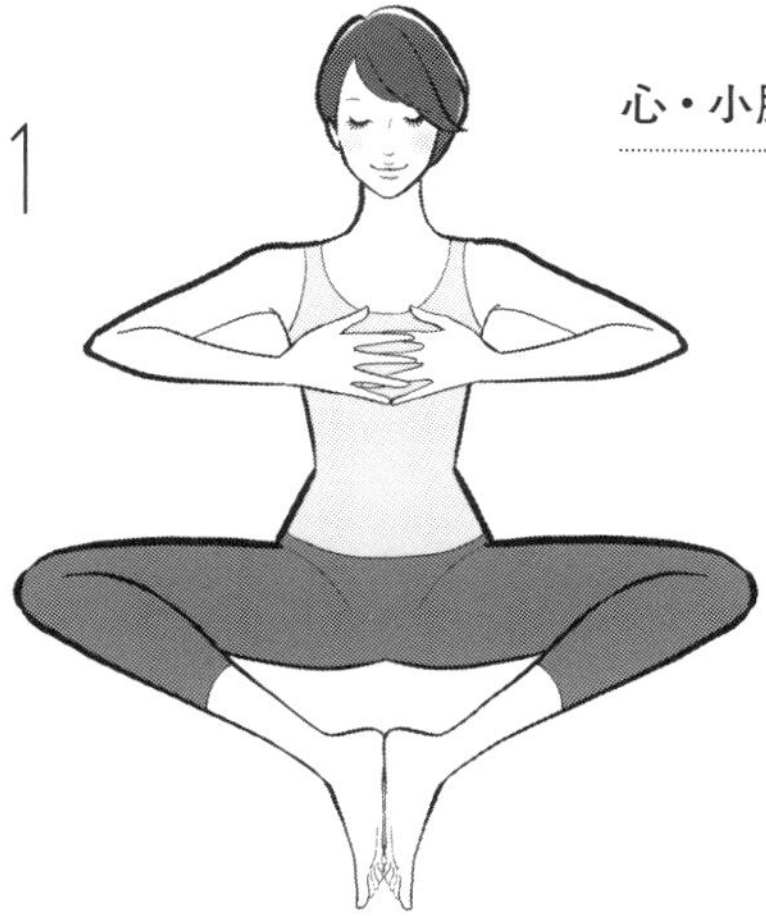

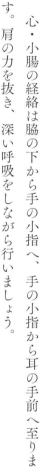

ひざを曲げ、足裏を合わせる。ピタッとつけず、床につく下側だけ合わせましょう。両腕で大きな風船を抱えるようにし、胸の前で両手の小指を合わせる。

2

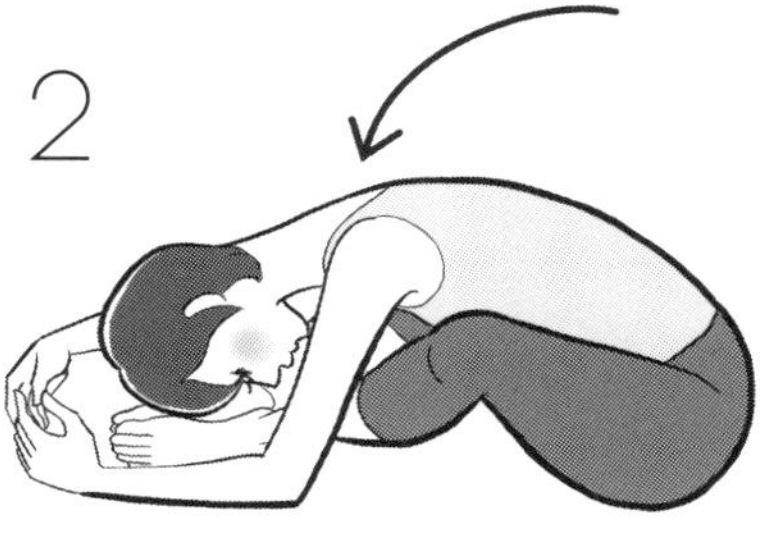

息をゆっくり吐きながら上半身を倒し脱力。小指は合わせたまま両手はだらんと床につくようにし、2〜3分そのままの状態をキープ。息は止めず、深い呼吸を続ける。体を起こすときは勢いをつけず、ゆっくりと起き上がる。

経絡ヨガ―④

腎・膀胱経絡

腎は生命エネルギーをあらわす場所です。腎の働きが弱まると、老化サインがあらわれやすくなります。膀胱とつながりがあり、排泄のコントロールも担っています。機能が低下するとむくみや冷え、頻尿の不調があらわれます。髪のパサつきや薄毛、白髪といった毛髪の悩みも腎・膀胱の弱まりのひとつです。ヨガに加え、足腰を鍛えるスクワットもおすすめです。

こんな不調サインがあらわれたときに

□ 足のむくみや冷え
□ 腰のあたりが重い
□ 夜中に何度もトイレに行く
□ 気力がない

腎・膀胱経絡のポーズ

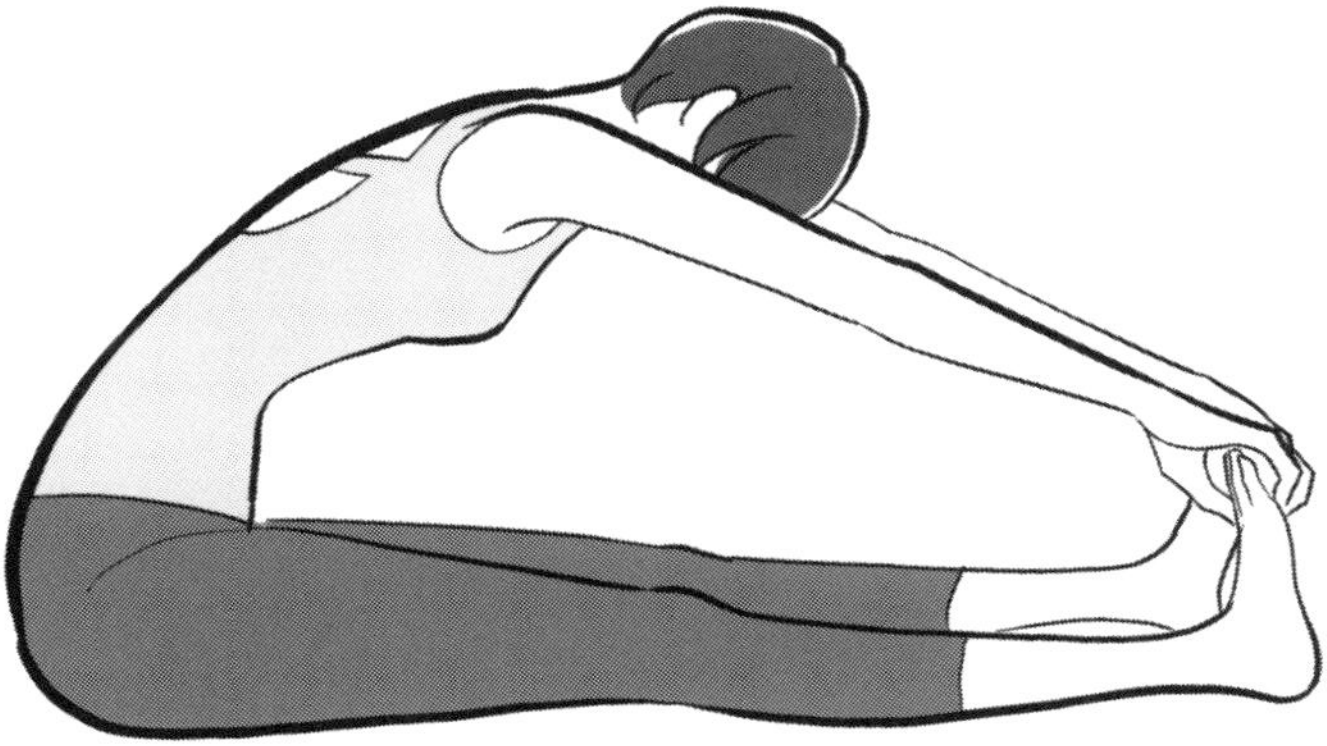

腎・膀胱の経絡は足の裏から鎖骨へ、目頭から体の裏側を通り足の小指に至ります。前屈をして背中、足の後ろ側をしっかりとのばして滞りを流しましょう。

両足をのばし、つま先が上を向くように足首を曲げる。10秒かけて息を吐きながら上半身を倒し、足をつかむ。足をのばしきれなければ、ひざを曲げてもOK。息を吸いながら10秒かけて体を起こす。3回繰り返す。

経絡ヨガ――5

肝・胆経絡

肝は気と血の流れをコントロールしていて、機能が低下すると自律神経も乱れます。怒りっぽくなったり、イライラしたり感情が乱れていると感じたときは肝が弱まっているかもしれません。消化を助ける胆のうの働きが悪くなると食欲不振に。血のめぐりが悪くなり、冷えや月経トラブルもあらわれやすくなります。目ともつながりがあるため、眼精疲労にも影響します。

こんな不調サインがあらわれたときに

□ クマが濃くなってきた　□ 首、肩がこりやすい
□ 怒りっぽくなってきた　□ 目がしょぼしょぼする

肝・胆経絡のポーズ

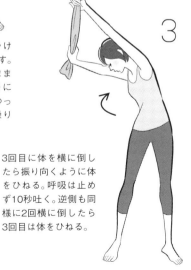

肝・胆の経絡は足の親指から脇腹へ、目尻から側頭部をめぐり体側を通って足の薬指へ至ります。腕と脇腹をのばして、不調をケアしましょう。

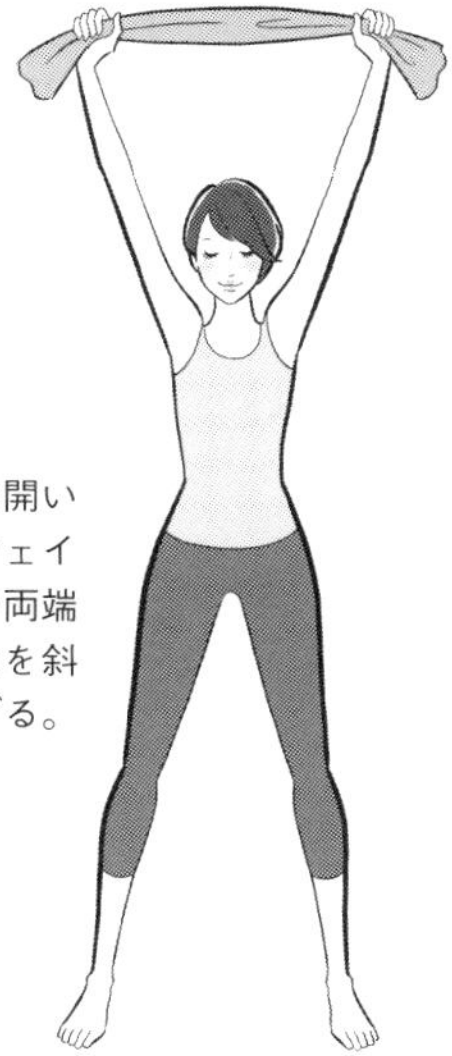

1

足を肩幅に開いて立つ。フェイスタオルの両端を持ち、腕を斜め上に上げる。

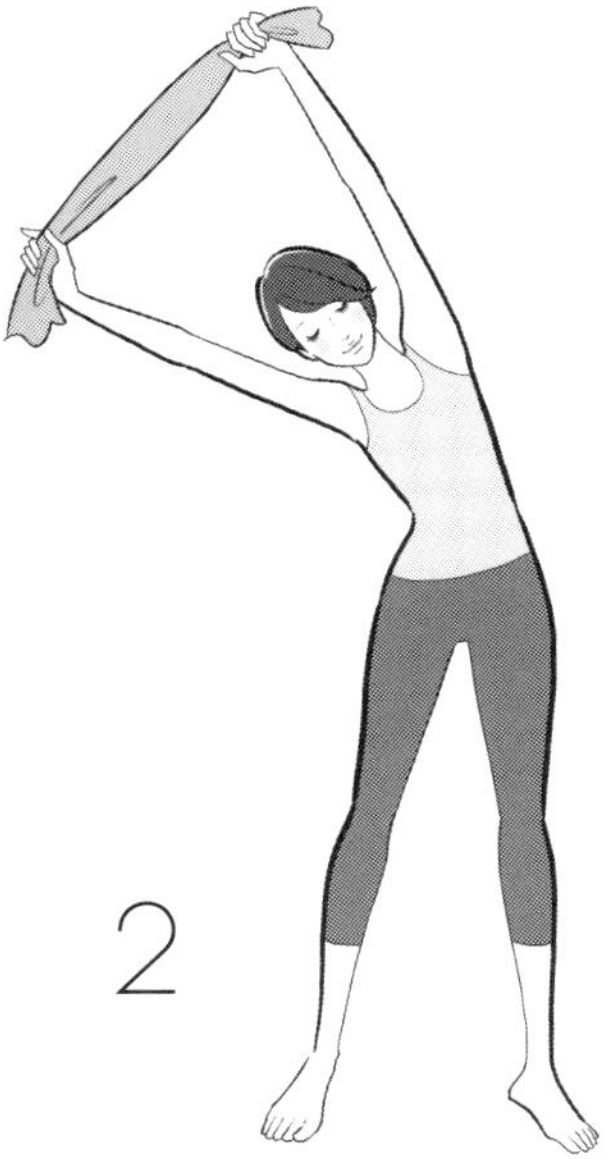

2

息を吐きながら10秒かけて横に倒して、脇をのばす。タオルはピンとはったままで、顔の前にこないようにする。息を吸いながらゆっくり戻す。これを2回繰り返す。

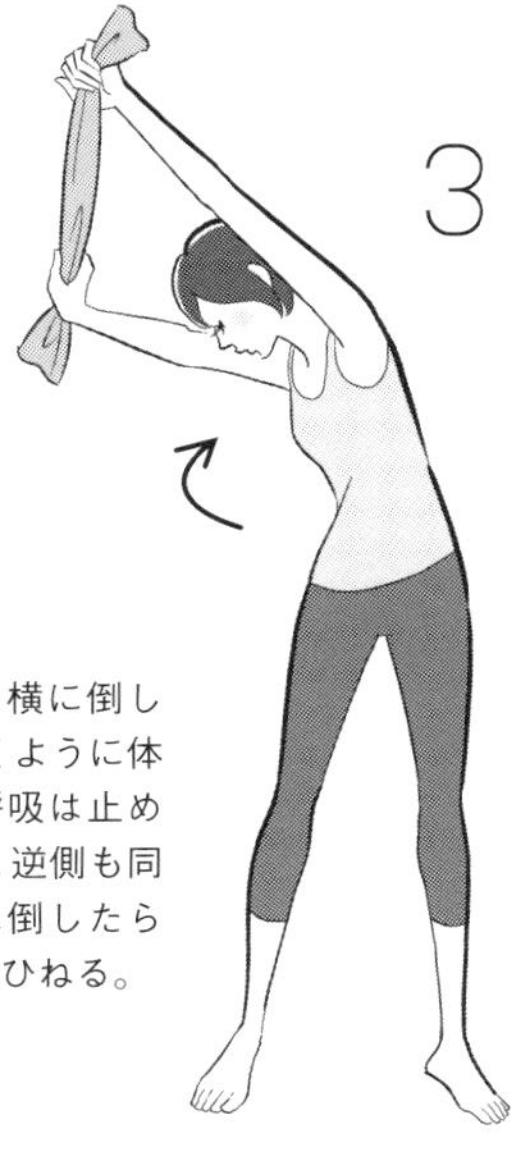

3

3回目に体を横に倒したら振り向くように体をひねる。呼吸は止めず10秒吐く。逆側も同様に2回横に倒したら3回目は体をひねる。

腸をあたため動きを活発に

お腹への手当て

ここまでご紹介してきた運動やあたため法を行うことで、腸を直接さわらなくても動きがよくなります。血のめぐりがよくなることで、腸のむくみやはりもおさまっていくはずですが、それでもかたい、動きが悪いという人はお腹にそっと手を当ててみてください。昔から**「手当て」**というように、気になる場所を触ることで症状が緩和されると言われています。

手が冷たい場合はあたためてから行いましょう。3分ほど手を置いている

とじんわりとお腹があたたまり、血行がよくなります。手が触れることで幸せホルモン「オキシトシン」が分泌されるので、痛みの緩和にもつながります。

手を当てるだけでも十分ですが、つまりが気になる人は、おへそのまわりを時計回りに指でやさしく押してください。点で押すよりも、人さし指、中指、薬指の3本指で広くとらえると心地よい刺激が与えられます。

腸をもむときは、体のこりをほぐし、入浴で体をあたためてから行いましょう。腸のむくみが緩和され、指がすっと入りやすくなります。食後すぐにマッサージをすると消化活動を妨げてしまうので避けてください。

おわりに

最後まで読んでくださり、ありがとうございます。

日ごろサロンでお客さまにアドバイスをしていることや、私自身が実践していることをご紹介しましたが、いかがでしたでしょうか。

「やることがたくさんあって、どこから手をつけていいのかわからない」と思った方もいらっしゃるかもしれません。その場合はぜひ3章でお伝えした5つの基本習慣からはじめてみてください。本書で紹介した脳と腸を整える習慣は、時間をかけずにできるものが多く、6章の運動以外は日常生活のなかに自然と取り入れられるものばかりです。

私自身、時間が有効活用できる「ながらケア」を重視して日々過ごしていますので、なかなか時間をつくることができないというみなさまにも取り組んでいただけるのではと思います。「やらなくては」と強制してしまうとストレスになりますので、無理はしないでくださいね。

美や健康は、苦労して頑張るよりも愉しんで顔晴ることがとても大切です。私はいつも「楽しむ」ことを「愉しむ」と書いています。「楽」という字には受動的、「愉」には能動的な意味があります。楽しいことを待っているよりも、すべてのことを自ら愉しむことを心がけることで、毎日が見違えるようにワクワクした気持ちで過ごせるようになっていきます。

脳腸ライフも仕事も趣味もすべてを愉しんで、ぜひ理想的な未来をどんどん実現してください。

本書の情報を頭に入れておけば、頑張りすぎているときは深呼吸をして落ち着こう、外食のときはみそ汁がついている定食にしようと、無理することなく実践できます。

「頑張る」よりも「顔晴る」

できない自分にバツをつけるのではなく、心と体の健康に意識が向いている自分にマルをつけ、心地よく愉しんでいただけたらうれしいです。

ここで私が日常生活に取り入れている実践例をご紹介します。

最初の1~2週間は意識をしないとできないかもしれませんが、しばらくすると「やらなくては」という強制ではなく、「やると心と体がすっきりするからやりたくなる」に変わっていきます。もちろん、残業で帰宅が遅くなったから運動はパスしよう、友だちとちょっとボリュームのあるスイーツを食べに行こう、という日があっても気にすることはありません。心と体に耳を傾けて、自分が喜ぶことを選択し、バランスを取っていくことが大切なのです。

人生には休憩が必要ですのでオンとオフの切り替え上手になって、ストレスをかけないように取り組んでくださいね。

【朝　起床～出勤】

・目覚めたら布団のなかで**「体ゆらし」**。寝ている間に縮こまった体をほぐして、めぐりをよくする

・窓を開け、**朝日を浴びて深呼吸**をし、セロトニンの分泌を促す

・うがいをし、**歯を磨いてから「こんぶ水」**をコップ1杯飲む

・朝食は**「豆乳ヨーグルト」**にナッツやフルーツを入れていただく

・通勤は駅まで**大股で歩く**

・電車では立っていても座っていても**おへそを引き上げる姿勢**を意識する

【昼　仕事～帰宅】

・仕事の**休憩時には深呼吸**をする

・昼食は手づくり弁当やオーガニックデリのお弁当でしっかりと栄養をとる

みそ汁を飲んでから野菜、魚肉・豆類、ご飯の順でいただく

・小腹が空いたときは**「美容チョコ」**や**「ドライフルーツ」**をハーブティーと一緒にいただく

・いつも**口角を上げて微笑む**ことを意識する

・帰宅時も**背筋をのばして大股歩き**

【夜　夕食〜就寝】

・夕食は**タンパク質（魚類や豆類）を少量**いただく

・寝る1時間前にはお風呂に入る。**20分湯船につかりながら足もみをする**

・**経絡ヨガ**の心・小腸のポーズでリラックス

・**寝る直前に歯を磨き**、口内を清潔にする

・今日1日の**幸せや感謝を思い浮かべて就寝**

いかがでしょうか。これならできそうな気がしませんか。

習慣にするまでは大変かもしれませんが、意識するだけでも変わっていきます。まずはできそうなことからはじめてみましょう。朝日を浴びることからでも、背筋をのばして歩くことからでもいいのです。これまでの生活スタイルを変えずにできることからやってみると無理なく続けられます。これは、サロンでもお客さまに共通してお伝えしていることになりますが、こ

ちらから「必ず○○をしてください」と押しつけるようなことはせず、「AとBとCのうち、どれならできそうですか?」と選択肢を用意して選んでいただきます。その選択肢は本書にまとめた内容ばかりです。みなさんも、無理せずに続けられそうなことを選んでやってみてくださいね。結果は焦らず、1カ月先の自分を愉しみにしてください。

「世界中の人が幸せに生きる世の中」という幼いころからの思い。今はその思いを、目の前にいる方やご縁のある方に向けて、美容や健康、心の幸せというかたちを通して実現したいと活動をしています。本書も、脳と腸を整えることでその人らしく輝く人生を手にしていただきたいという思いで書かせていただきました。

また「脳腸セラピー」を通して多くの方の美と健康のお役に立ちたいという思いから、2021年に「脳腸セラピスト養成講座」をスタートする予定です。幸せの連鎖が広がっていくことを願って、準備を進めておりますので愉しみにお待ちください。

ほかにも、直接サロンでお会いできない方にも健康と美を実現していただきたいという思いでインナーを開発しています。あたため、もみほぐし、流すといったエステの技術を詰め込んだ「桜香流・セルスルーエステインナー」です。特許を取得したハニカム構造の凹凸編みを用い、保温力にすぐれているのでお腹が冷えやすい方や便秘でお悩みの方にも好評をいただいております。このようにさまざまなかたちでみなさまに幸せをお届けできることは、私にとっても大きな幸せです。


度重なる自然災害やコロナ禍で2020年は激動の年となっています。ときには下を向いてしまうこともあるでしょう。だからこそ、一人でも多くの人を笑顔にしたい、幸せになって欲しいという思いが募っていきます。

この本が未病対策として、そして幸せや健康な心と体づくりのお手伝いになればうれしいです。みなさまが自分らしく人生を愉しむことを心から願っております。

本書をつくるにあたりまして、発行元のリテル代表大西元博さん、編集を手厚くサポートしてくださった岩淵美樹さんには大変お世話になりました。

また、ここに至るまでのご縁をくださった常日ごろお世話になっているみなさま、お客さま、いつも支えてくれている友人たち、家族に心から感謝をおくりたいと思います。


「一人残らず笑顔になる世界の実現」

その目標に向けて、一人ひとりに寄り添い、魂からキラキラと輝く幸せな未来へ向かっていただくための伴奏者として、これからも精進してまいります。


最後まで読んでくださりましたことに、重ね重ねお礼を申し上げます。

日々、笑顔の花をたくさん咲かせてぜひ人生を謳歌してください。

2020年9月吉日　桜華純子

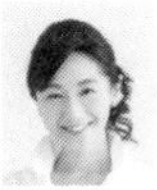

桜華純子／おうかじゅんこ

美容家、脳腸セラピスト、ライフスタイルアドバイザー、マインドフルネスカウンセラー、ヨガ講師。1974年秋田県生まれ。1989年に河田純子の名前で歌手デビュー。20歳で芸能界を引退し、その後は事務職として働きながら心理学を学び30歳で美容と健康の世界へ。エステティック、アーユルヴェーダ、台湾式リフレクソロジー、経絡トリートメントなどさまざまなジャンルの修業を積み、2009年に女性のためのトータルサロン「サロン・ド・エンジェル・エンジェル」をオープン。これまでに1万人以上の心と体のケアを行う。2010年には格闘家・大山峻護氏と結婚。大山氏の現役時代にはセコンドにつき全面サポート。開発した「桜香流・セルスルーエステインナー」シリーズは、累計販売枚数75万枚を超える。高齢者施設・児童養護施設のボランティアなどの社会奉仕活動、アフリカでの雇用促進活動にも力を注いでいる。アスリートと障がいを持つ子どもたちを繋げる場を提供し、社会活動をサポートする一般社団法人You-Do協会理事。

STAFF
ブックデザイン　澤田由起子（ARENSKI）
イラスト　スギザキメグミ
撮影　土屋哲朗
編集協力　岩淵美樹

幸《しあわ》せになりたかったら、腸《ちょう》を整《ととの》えなさい

2020年10月9日　第1刷発行
2022年11月1日　第2刷発行

著者　桜華純子

発行者　大西元博
発行所　リテル株式会社
〒158-0083　東京都世田谷区奥沢7-13-9-202
info@litel.co.jp
https://litel.co.jp

発売　フォレスト出版株式会社
〒162-0824　東京都新宿区揚場町2-18 白宝ビル5F
電話　03-5229-5750
https://www.forestpub.co.jp

印刷・製本　中央精版印刷株式会社

ISBN 978-4-86680-851-2